dr. med. ulrich
strunz

77 tipps für rücken und gelenke

5. Auflage
Originalausgabe

in der Penguin Random House Verlagsgruppe GmbH,
Neumarkter Straße 28, 81673 München
produktsicherheit@penguinrandomhouse.de
(Vorstehende Angaben sind zugleich Pflichtinformationen nach GPSR)

www.heyne.de

Redaktion: Kerstin Lücker
Bildredaktion: Tanja Zielezniak
Reihenkonzeption: Ernst Dahlke †
Coverdesign: Eisele Grafik-Design, München
Layout/Satz: Buch-Werkstatt GmbH, Bad Aibling/Kim Winzen
Grafiken: Buch-Werkstatt GmbH, Bad Aibling/Kim Winzen
Druck und Bindung: Pixartprinting, Lavis

Printed in Italy

MIX
Papier | Fördert gute Waldnutzung
FSC® C147178
www.fsc.org

Penguin Random House Verlagsgruppe FSC®-N001967

ISBN: 978-3-453-60577-0

Dank

Ich danke Dr. Kristina Jacoby für ihre großartige Unterstützung.

Danke an Cornelia Fichtmüller für die so genaue und überaus anschauliche Darstellung der Fitnessübungen in ihrem Yogastudio – https://cornelia-fichtmueller.de

Haftungsausschluss

Die Ratschläge in diesem Buch sind sorgfältig erwogen und geprüft. Sie bieten jedoch keinen Ersatz für kompetenten medizinischen Rat. Alle Angaben in diesem Buch erfolgen daher ohne jegliche Gewährleistung oder Garantie seitens des Autors und des Verlages. Eine Haftung des Autors bzw. des Verlages und seiner Beauftragten für Personen-, Sach- und Vermögensschäden ist ausgeschlossen.

Bildnachweis

Bigstock/rodho: Covermotiv
iStockphoto: 10 (pixdeluxe), 30 (PeopleImages), 82 (jacoblund), 136 (Nastasic), 184 (shapecharge)
Privatarchiv Dr. med. Ulrich Strunz: 9
Buch-Werkstatt GmbH/Kim Winzen: 23, 86, 100; *Fitnessübungen:* 75, 76, 141, 143, 144, 145, 146, 147, 150, 151, 152, 153, 154, 176, 177

dr. med. ulrich
strunz

77 tipps für rücken und gelenke

Beweglich bleiben, Schmerzen besiegen

Frei von Arthrose, Rheuma, Bänderriss & Co. – ein Leben lang

HEYNE

Inhalt

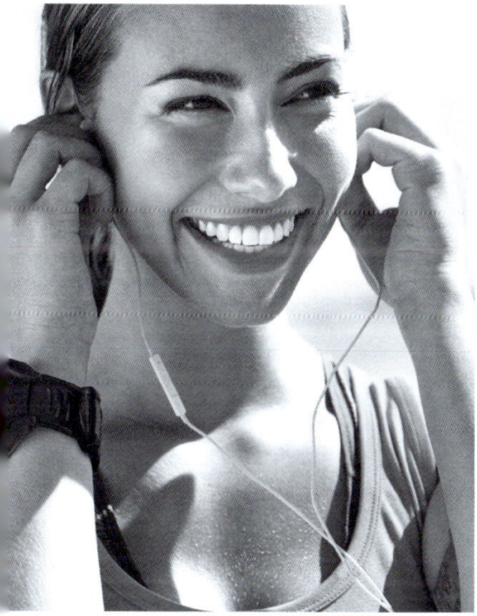

Nahrung für Knochen, Muskeln und Gelenke

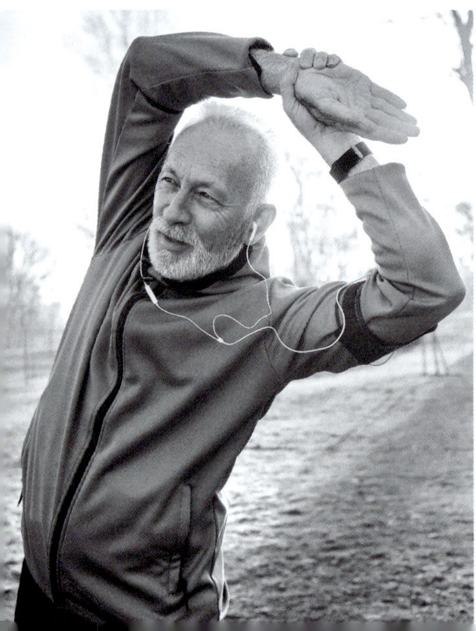

Bewegung ist Medizin

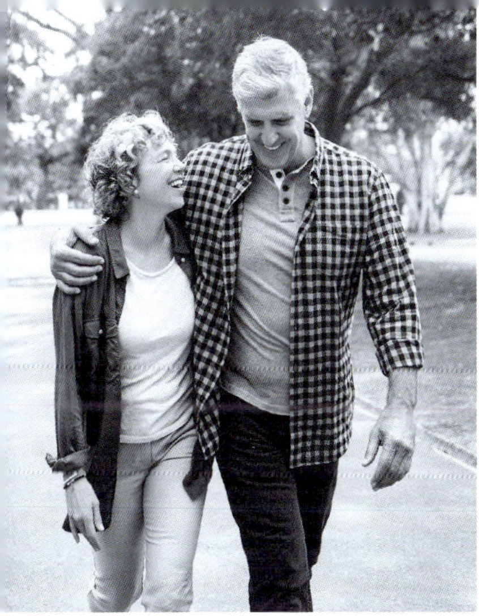

Gesund denken – gesund handeln

Vorwort

Ungefähr 75 Prozent aller Berufstätigen in Deutschland leiden an Rückenschmerzen. Knieschmerzen sind ebenfalls weitverbreitet. Wie viele genau betroffen sind, ist nicht klar. Weiter geht es mit chronischen Sehnenscheiden- oder Nervenentzündungen. Erkrankungen, die nicht sein müssten, denn das Wissen zur Heilung ist da.

Konventionell behandelt werden die genannten Leiden meist mit Physiotherapie, mit Bandagen oder mit Salben. Bei starken Beschwerden kommen Schmerzmittel und Cortison zum Einsatz. Nur führt all das meist nicht zur Heilung. Oft heißt es dann: »Kann man nichts machen. Mit den Schmerzen müssen Sie leben.« Das stimmt nicht.

Heilung ist immer möglich!

Haben Sie schon einmal darüber nachgedacht, woraus Ihre Bandscheiben bestehen? Grob vereinfacht sind es Proteine und Wasser. Und Ihre Knochen? Sie sind ebenfalls aus Proteinen aufgebaut, genauso wie Ihre Bänder und Sehnen. Ihr Körper besteht aus vielen verschiedenen Bausteinen. Allerdings wird Ihr Körper nicht einmal gebaut und bleibt ewig bestehen, er erneuert sich ständig. Dafür braucht er die richtigen Bausteine. Die sollten aus der Nahrung kommen. Leider liefert unsere heutige, als normal angesehene Ernährung bei Weitem nicht alles, was Ihr Körper braucht. Fehlen ihm wichtige Bausteine, leiden Knochen, Bänder, Sehnen und Bandscheiben. Sie signalisieren den Mangel mit Schmerzen.

Auf welche Nährstoffe Sie achten sollten und wie eine gesunde Ernährung aussieht, erfahren Sie in diesem Buch.

Haben Sie schon einmal darüber nachgedacht, was Ihre Wirbelsäule aufrecht hält? Es ist Ihre Muskulatur. Was hält Ihr Knie zusammen? Es ist Ihre Muskulatur. Fehlen Muskeln, steigt der Druck auf Bandscheiben und Knorpel. Das beschädigt sie und schmerzt. Neben fehlender Muskulatur führen auch verkürzte Muskeln zu Schmerzen.

Wie Sie Ihre Muskulatur aufbauen und dehnen können und warum Laufen so wirkungsvoll gegen Schmerzen ist, erfahren Sie in diesem Buch.

Wissen ist das eine. Wissen anwenden ist das andere, das Wesentliche. Täglich sitzen mir Patienten gegenüber, die wissen, aber nicht danach handeln. So lange, bis Schmerzen unerträglich werden, bis zu der einen Erkrankung weitere hinzukommen. Damit Sie früher das Ruder rumreißen, sollten Sie Ihr Verhalten ändern, und das beginnt mit der Veränderung Ihres Denkens.

Auch wie Ihnen Verhaltensänderungen gelingen, erfahren Sie in diesem Buch.

Ich wünsche Ihnen eine spannende Lektüre, Erkenntnisse darüber, was Ihnen helfen wird, und die Motivation, Ihre Erkenntnisse umzusetzen.

Freuen Sie sich auf Ihre neue Lebensenergie! Sie werden sie erfahren, versprochen.

Herzlichst, Ihr

U. Strunz

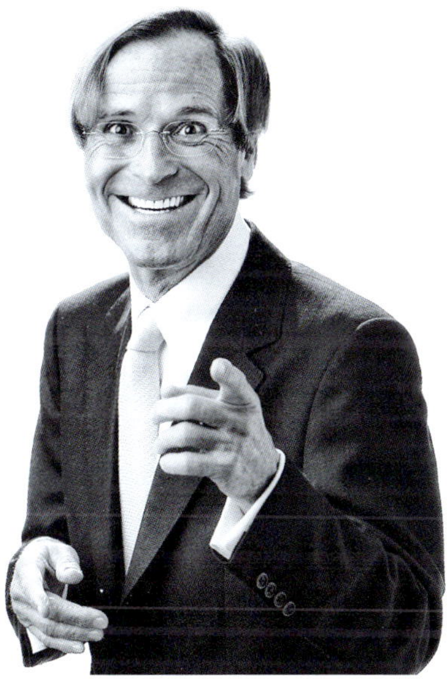

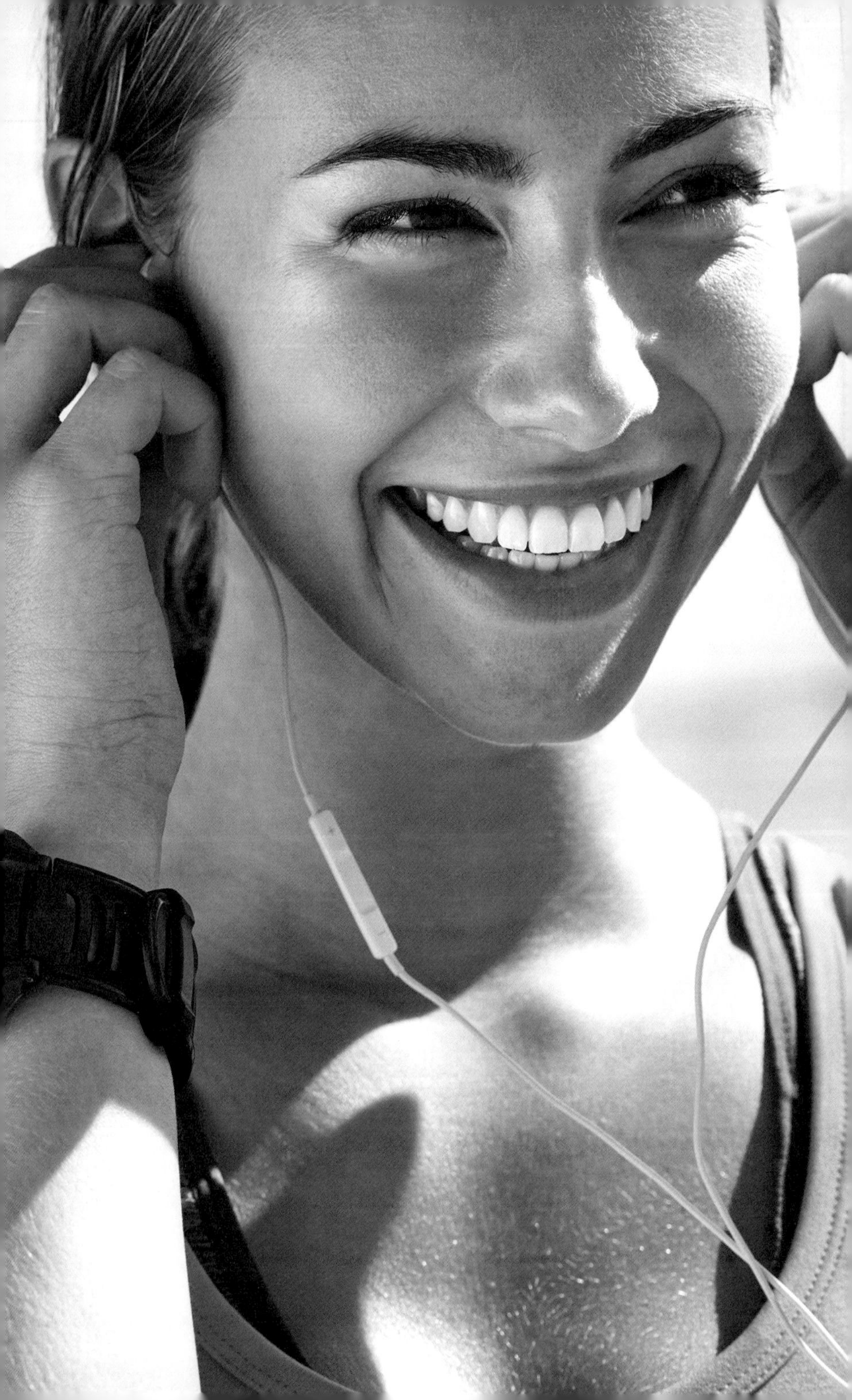

So geht Gesundheit

Wie gut es Ihren Knochen, Muskeln und Gelenken geht, liegt in Ihrer Hand. Entscheidend ist Ihr Lebensstil, er muss artgerecht sein. Artgerecht heißt viele Proteine, Mineralstoffe und Vitamine, keine Kohlenhydrate, dafür viel Wasser und vor allem Bewegung, Anstrengung. Wenn Sie Ihrem Körper all das geben, wird er gesund und bleibt es auch.

TIPP 1

Artgerechtes Leben

Gesundheit fällt nicht vom Himmel, Sie müssen etwas dafür tun. Wir haben das Glück, dass wir heute sehr genau wissen, wie Gesundheit funktioniert. Gesundheit bedeutet artgerechtes Leben. Doch die meisten leben so nicht! Der Durchschnittsbürger bewegt sich zu wenig, isst falsch, trinkt Alkohol, einige rauchen sogar, viele schlafen zu wenig und sind gestresst. Und dann wundern sie sich, wenn sie krank werden.

Die meisten gehen daraufhin zum Arzt und wollen von ihm geheilt werden. Viele wollen aber ihr Leben nicht ändern. Die meisten Ärzte sehen das Übergewicht, Stress sowie Bewegungsmangel, einige erahnen Nährstoffmängel. Einzelne Ärzte versuchen, ihren Patienten das wahre Problem ihres Leides zu erklären, und reden sich den Mund fusselig. Doch in den meisten Fällen verschreibt der Arzt Medikamente und verspricht, dass sie helfen werden. Gleichzeitig beharren viele Patienten auf ihrem Lebensstil und glauben an die Pille des Arztes.

Es gibt keine heilende Pille bei chronischen Erkrankungen

Medikamente heilen chronische Erkrankungen nicht, sie verändern nur die Symptome. Das wissen auch die Ärzte. Sie verschreiben trotzdem weiter, denn viele glauben, sie haben keine andere Wahl. Ich gehörte einst zu ihnen. Mich hat das frustriert. Schließlich bin ich Arzt geworden, um zu heilen und nicht, um Medikamente zu verschreiben. Ich wollte heilen und habe mich auf die Suche begeben.

Ernährung, Bewegung und Denken heilen

Meine Idee: Spitzensportler sind gesund, sonst könnten sie ihre Leistungen nicht erbringen. Spitzensportler achten akribisch auf ihre Ernährung, auf zusätzliche Nährstoffe und auf ausreichende Regeneration. Mediziner, die Spitzensportler betreuen, untersuchen ihr Blut, um gezielt mit Nährstoffen die Leistungsfähigkeit weiter zu erhöhen. Sie untersuchen aber das Blut der Sportler nicht in der Weise wie Ihr Hausarzt. Er schaut nur auf wenige Werte, anhand derer man fortgeschrittene Probleme erkennt. Für mich sind das die Drohwerte. Mediziner, die das Blut von Spitzensportlern untersuchen, achten auf die Proteinversorgung, auf die Eisenwerte, auf Mineralstoffe und vieles mehr. Ich dachte mir, dass hier der Schlüssel zur Gesundheit liegen muss, und fing an, das Blut meiner Patienten genauso akribisch zu untersuchen. Als ich vor 25 Jahren damit begann, erschrak ich oft. Zwischen den Werten der gesunden Spitzensportler und meiner Patienten lagen Welten. Mir war sofort klar, dass mit Ernährung, Vitaminen, Mineralstoffen und Co. sowie Sport und entspanntem Denken die meisten meiner Patienten wieder gesund werden, und zwar ganz ohne Medikamente. Die meisten, nicht alle. Denn wenn Osteoporose oder andere degenerative Erkrankungen sehr weit fortgeschritten sind, ist die Chance auf Heilung geringer. Aber sie ist da! Insbesondere wenn man gewillt ist, sein Leben radikal umzustellen.

Leere Kohlenhydrate sind nicht artgerecht

Nährstoffe sind für die Heilung essenziell, aber sie bewirken keine Wunder, wenn nicht alle Bereiche des Lebens auf artgerecht umgestellt werden. Dazu zählt vor allem der Verzicht auf leere Kohlenhydrate, das heißt der Verzicht auf Brot, Nudeln, Pizza und natürlich auf Kuchen, Eiscreme und Süßigkeiten. Als der Mensch vor 10 000 Jahren sesshaft wurde, begann er, Getreide zu züchten und zu lagern. Die Körner wurden immer größer und ihr Gehalt an Kohlenhydraten nahm zu. Getreide, wie wir es heute kennen, ist menschengemacht. Getreide hat vor dem Verhungern geschützt, das war es auch schon. Getreide nährt nicht. Leider haben sich aus dieser Überlebensernährung unsere heutigen Essgewohnheiten entwickelt. Dabei droht uns in den entwickelten Ländern nicht mehr der Hungertod. Heute droht uns der Tod durch chronische Erkrankungen, durch leere Kohlenhydrate.

Explodierender Zuckerkonsum

In den letzten 300 Jahren ist zusätzlich der Konsum von Zucker in Europa um 2000 Prozent gestiegen. Zucker zählt ebenfalls zu den Kohlenhydraten. Im Jahr 1700 hat der durchschnittliche Europäer 1,8 Kilogramm Zucker pro Jahr konsumiert, heute sind es 37,6 Kilogramm pro Person pro Jahr.[1] Zucker macht süchtig, daher ist er in fast allen Fertiggerichten und Fertigsoßen enthalten. Zucker ist nicht artgerecht.

Richtige Einstellung und Gesundheit

Gesund wird der, der sein Leben umkrempelt, der täglich läuft und Krafttraining absolviert. Der viele Proteine zu sich nimmt und täglich kocht, und zwar mit natürlichen Zutaten. Der seine Einstellung zu seinem Körper und zur Medizin verändert. Der aufhört, an die heilende Pille zu glauben, und der Verantwortung übernimmt.

PRAXISTIPP !

Aktivieren Sie Ihre Selbstheilungskräfte

Chronische Erkrankungen der Knochen, Gelenke und Bänder heilen, wenn Sie artgerecht leben. Das heißt:

- Normalgewicht
- beste Versorgung mit allen essenziellen Nährstoffen
- reichlich Gemüse und Proteine
- körperliche Anstrengung
- ausreichender Schlaf
- kurze Stressphasen und Entspannung im Wechsel
- keine leeren Kohlenhydrate
- kein Alkohol
- kein Nikotin

TIPP **2**

Starke Knochen, Muskeln und Gelenke fürs Glück

Das ist es doch, was der Mensch will: Glück! Wenn der Rücken oder die Knie schmerzen, sinkt jedoch die Lebensfreude. Leider passiert das den meisten Menschen, einigen früher, anderen später. Dann wird nach Lösungen gesucht. Ein ganzes Buch voller Lösungen halten Sie in Ihrer Hand. Wenn Sie die Tipps umsetzen, werden Ihre Schmerzen verschwinden und Sie sich Ihres Lebens voll erfreuen. Wer es gar nicht so weit kommen lassen möchte, der sollte sich frühzeitig um seine Knochen, Muskeln und Gelenke kümmern. Nicht unbedingt, um Schmerzen und Degeneration vorzubeugen, sondern um sich Freude zu verschaffen.

Wie Lebensfreude von Knochen, Muskeln und Gelenken abhängt – ganz einfach:

- **Viele Proteine:** Knochen, Muskeln und Gelenke sind nur stark, wenn man viele, viele Proteine isst. Denn daraus sind sie aufgebaut. Erhält der Körper viele Proteine, verwendet er sie aber nicht nur für das Bindegewebe, aus denen Knochen, Muskeln und Gelenke bestehen, sondern auch für die Herstellung von Neurotransmittern, die glücklich machen, wie Serotonin und Dopamin. Auch das Immunsystem ist aus Proteinen aufgebaut und wird durch die vielen, vielen Proteine gestärkt. Wer sich gesund fühlt, ist generell glücklicher als jemand, der ständig vor sich hin kränkelt.

- **Training:** Knochen, Muskeln und Gelenke sind stark, wenn man sie regelmäßig und intensiv trainiert. Mit Ausdauersport, wie Laufen und Kraftsport. Während des Sports braucht die Muskulatur Sauerstoff. Man atmet tiefer und schneller. Aber nicht nur die Muskelzellen werden daraufhin mit mehr Sauerstoff versorgt, sondern alle anderen Zellen ebenfalls, auch die im Gehirn. Das bringt jede Zelle auf Trab und hält sie gesund. Gesundheit fühlt sich gut an, Gesundheit macht glücklich.

- **Stärkt das Immunsystem**: Muskeln sind viel mehr als nur das Werkzeug, damit sich das Skelett bewegt. Seit einigen Jahren ist der Wissenschaft klar, dass die Muskulatur ein wichtiges Organ ist, das Hormone und Botenstoffe des Immunsystems herstellt. Die Forschung konzentriert sich derzeit auf Myokine, sogenannte Muskelhormone. Am Anfang waren nur wenige bekannt, jetzt sind es bereits über 650. Das sind Alleskönner, die ausgeschüttet werden, wenn man trainiert. Sie stellen Immunzellen scharf und sie transportieren Antikörper an den Ort des Krankheitsgeschehens. Es gibt sogar Myokine, die das Tumorwachstum und die Bildung von Metastasen hemmen! In der Muskulatur entstehen auch andere Botenstoffe des Immunsystems wie Interleukine und Interferone. Sie wirken wie eine Mauer gegen Krankheitserreger, das wirkt sich wiederum auf die Psyche aus, das macht glücklich.

- **Körperhaltung:** Sie entscheidet ebenfalls über das Glück. Wer sich aufrecht hält, ist generell glücklicher und nach negativen Erlebnissen schneller wieder zufrieden. Um sich jedoch aufrecht halten zu können, braucht es Krafttraining und Dehnübungen, braucht es gesunde Knochen, Muskeln und Gelenke.

- **Muskeln halten jung:** Nicht nur, weil sie das Immunsystem stärken, sondern auch, weil sie direkt auf die Telomere wirken. Telomere sind die Enden der Chromosomen. Sie schützen die Enden der Chromosomen und bestehen selbst aus einer DNA-Sequenz, die sich je nach Zelle zwischen 900- und 2000-Mal wiederholt. Ihre Länge verrät viel über das biologische Alter einer Person. Das kann stark vom Alter, das im Pass vermerkt ist, abweichen. Je länger Ihre Telomere, umso jünger sind Sie. Und je mehr Muskulatur Sie haben, die regelmäßig ausgiebig trainiert wird, umso länger sind Ihre Telomere.

- **Positiv wirkende Botenstoffe**: Muskeln, Knochen und Gelenke können nur aufgrund von regelmäßigem, anstrengendem Training stark sein und somit ihre gesundheitsfördernde und verjüngende Wirkung entfalten. Das Training beeinflusst allerdings auch direkt das Lebensglück, der Dopaminspiegel steigt, was sich positiv auf die Motivation auswirkt. Auch werden vermehrt körpereigene Endocannabinoide ausgeschüttet. Das sind cannabisähnliche Substanzen, die vom Körper selbst produziert werden und ebenfalls das Wohlbefinden steigern.

PRAXISTIPP

Rezept fürs Glück

Ihr Körper steckt voller Möglichkeiten, Sie glücklich zu machen. So gelingt's:

- Essen Sie täglich eine große Portion Proteine in Form von Biorindfleisch oder -lamm, Biogeflügel, Wild, Bioeiern und Fisch. Außerdem sollten Sie täglich mindestens einen Proteinshake zu sich nehmen.
- Laufen Sie täglich 30–60 Minuten.
- Absolvieren Sie mehrmals wöchentlich ein Krafttraining.
- Dehnen Sie alle wichtigen Muskelpartien mehrmals wöchentlich.

TIPP 3

Stärken Sie Ihre Kollagensynthese

Kollagen ist der wichtigste Bestandteil von Knochen, Knorpeln, Sehnen, Bändern, aber auch der Haut und der Zähne. Es gibt verschiedene Kollagenarten, doch bestehen alle aus Aminosäuren. Da kommt eine beachtliche Menge zusammen, Kollagen macht etwa ein Viertel des gesamten Proteins aus, das im menschlichen Körper vorkommt. Gebildet wird es in speziellen Zellen in Knochen, Knorpeln, Bändern und Sehnen.

Kollagen besteht hauptsächlich aus Protein

In den Zellen, die für die Kollagensynthese zuständig sind, werden zunächst die Bauanleitungen zur Herstellung von Kollagen von der DNA kopiert. Anschließend werden die Kopien abgelesen und genau nach ihrer Anleitung Aminosäuren aneinandergereiht. Dazu brauchen die Zellen natürlich jede Menge Baumaterial, also Aminosäuren, die Sie zuvor in Form von Proteinen essen müssen. Die gebildeten Ketten enthalten drei Aminosäuren besonders häufig, nämlich Hydroxylysin, das der Körper aus Lysin bildet, Glycin und Prolin.

Die Synthese funktioniert nur mit Vitamin C und Eisen

Die Aminosäuren Lysin und Prolin werden in einem weiteren Schritt verändert, sodass später zwischen ihnen Verbindungen entstehen, die zur Stabilität des Kollagens beitragen. Die Veränderung wird von einem bestimmten Enzym vorgenommen. Dieses Enzym funktioniert jedoch nur, wenn es ein Eisenion enthält und von Vitamin C aktiviert wird.

Fehlt Vitamin C, können die gebildeten Aminosäureketten nicht miteinander verknüpft werden. Sie liegen dann lose nebeneinander. Nahezu alle Symptome der Vitamin-C-Mangelerkrankung Skorbut sind auf die fehlerhafte Synthese des Kollagens zurückzuführen.

Aus »Kollagenfäden« werden »Kollagentaue«

Immer drei Aminosäureketten werden in einem nächsten Schritt ineinander verdreht und miteinander verknüpft. Die Verknüpfung erfolgt zwischen den vorbereiteten Aminosäuren Lysin und Prolin, es entsteht eine Helix. Die gebildeten Kollagenhelices können aus mehreren Hundert bis mehreren Tausend Aminosäuren bestehen. Als Nächstes werden die Kollagenhelices aus den Zellen in die Matrix der Knochen, Knorpel, Sehnen oder Bänder transportiert, je nachdem, wo sich die Zellen befinden. In der Matrix werden dann mehrere Trippelhelices zu Bündeln verdreht und verknüpft, die sich dann zu noch dickeren Bündeln verbinden. Vergleichbar ist der Prozess mit der Herstellung eines Taus: Aus mehreren Fäden entstehen Seile, die dann zu einem Tau verknüpft werden.

PRAXISTIPP !

Nährstoffe für die Kollagensynthese

Damit sich viel gesundes Kollagen bilden kann, brauchen Sie:

- Viel Protein, mindestens 1,2 Gramm Protein pro Kilogramm Körpergewicht pro Tag. Sollten Sie krank sein, Probleme mit den Knochen, Knorpeln, Sehnen oder Bändern haben, empfehle ich 1,5 Gramm Protein pro Kilogramm Körpergewicht pro Tag. Am leichtesten ist es, diese Menge in Form von Proteinshakes aufzunehmen.
- Lysin: 1,5 Gramm pro Tag
- Glycin: 1 Gramm pro Tag
- Prolin: stellt der Körper normalerweise selbst her, aber Sie können mit 1 Gramm pro Tag die Prolinverfügbarkeit erhöhen
- Vitamin C: 1–3 Gramm pro Tag
- Eisen: 45–60 Milligramm Eisen in Form von Eisenbisglycinat

TIPP 4

Gesunde Knochen, ein Leben lang

Im Alter nehmen Knochenbrüche zu, so die gängige Meinung in der Gesellschaft und sogar unter Ärzten. Aber das stimmt nicht! Ob Knochen stark sind, hängt in erster Linie vom Lebensstil und nicht vom Alter ab. Man muss allerdings wissen, was die Knochen stärkt, und dann konsequent danach handeln.

Knochen leben

Knochen bestehen aus einem Netzwerk lebender Zellen. Es verändert sich ständig. Ein Leben lang synthetisieren bestimmte Knochenzellen, sogenannte Osteoblasten, Kollagen. Daraus bildet sich die Knochenmatrix, in ihr sind die Knochenzellen eingelagert. Die Zellen stehen untereinander in Kontakt und werden von Blutgefäßen, die sich ebenfalls durch die Knochenmatrix ziehen, versorgt. Knochenzellen brauchen Nährstoffe, Wasser und Sauerstoff, das alles erhalten sie durch das Blut. An der Knochenoberfläche befindet sich eine weitere Art von Knochenzellen, die Osteoklasten. Ihre Aufgabe ist es, Knochenmatrix wieder abzubauen. Dabei wird unter anderem Kalzium frei, das in die Blutbahnen gelangt. Knochen unterliegen einem ständigen Umbau, das hält sie gesund. In der Kindheit und Jugend überwiegt der Aufbau neuer Knochenmatrix. Die Kinder wachsen. Im Erwachsenenalter halten sich Auf- und Abbau die Waage, dann sind die Knochen am stabilsten. Kommt es zu Nährstoffmängeln oder werden Knochen aufgrund von Bewegungsmangel zu wenig beansprucht, wird mehr Knochenmatrix abgebaut, als sich neue bildet. Die Stabilität der Knochen nimmt ab.

Knochen brauchen Nährstoffe

Wie gut es einzelnen Organen des menschlichen Körpers geht, hängt davon ab, wie gut es den Zellen geht, aus denen sie aufgebaut sind. Zellen erfüllen immer spezielle Funktionen. Die Funktion der Knochenzellen besteht darin, ein festes Gerüst zu bilden, das Skelett. Doch ob sich gesunde Knochen bilden und ob sie ein Leben lang stabil bleiben, hängt unter anderem von der Nährstoffversorgung ab.

In den Knochenzellen entsteht aus Proteinen Kollagen, das anschließend aus den Zellen geschleust wird. Es sammelt sich im Zellzwischenraum an und bildet dort die Knochenmatrix, eine besondere Form des Bindegewebes.

Die Knochenmatrix aus gesundem Kollagen macht die Knochen noch nicht stark, dazu müssen sie mineralisiert werden. Das Kollagen steuert die Mineralisierung teilweise selbst. Den Großteil der eingelagerten Mineralstoffe stellen Kalzium und Phosphationen dar. Sie bilden einen Komplex, der Hydroxylapatit genannt wird. Damit er entsteht, wird wiederum ein bestimmtes Enzym benötigt, das nur funktioniert, wenn ausreichend Zink und Magnesium vorhanden sind. Magnesiummangel stelle ich bei fast jedem meiner Patienten fest. Der Mineralstoffkomplex findet jedoch nicht allein seinen Weg in die Knochenmatrix. Er muss geleitet werden. Diese Aufgabe übernehmen drei Hormone. Eines davon ist Calcitriol, das ist nichts anderes als Vitamin D. Ein weiteres Vitamin, dessen Spiegel bei den meisten meiner Patienten viel zu niedrig ist.

Knochen brauchen Bewegung

Ob sich viel oder wenig neues Kollagen bildet und ob viele Mineralstoffe eingelagert werden, hängt nicht nur von der Versorgung mit Nährstoffen ab, sondern vor allem davon, was die Knochen leisten müssen. Sitzen Sie den lieben langen Tag im Auto und am Schreibtisch, dann registriert der Körper die geringe Belastung. Da sich der Körper immer den äußeren Umständen anpasst und dabei möglichst effizient vorgeht, wird die Kollagenherstellung abnehmen. Zudem werden weniger Mineralstoffe eingelagert. Das Resultat sind schwache, brüchige Knochen. Gehen Sie hingegen täglich laufen und machen Krafttraining, sind die Anforderungen an die Knochen hoch. Dementsprechend wird mehr Kollagen gebildet, das wiederum mehr Mineralstoffe enthält. Dann macht Ihnen ein Sturz nichts aus, Ihre Knochen halten. Das funktioniert bis ins hohe Alter.

TIPP 5

Muskeln voller Kraft

Wie stark und flexibel die Muskulatur ist, hängt nicht allein vom Training ab, sondern vor allem von der Nährstoffversorgung. Starke Muskeln sind für jeden, Frau oder Mann, Jugendlicher oder Senior, erstrebenswert. Denn in ihnen werden wichtige Stoffe für das Immunsystem gebildet, außerdem halten Muskeln jung. Ich finde Muskeln zudem attraktiv, nicht nur bei Männern, auch bei Frauen. Da habe ich gleich meine kleine, durchtrainierte Frau vor Augen.

Damit Muskeln stark werden, brauchen sie so einiges:

- Proteine zum Bau der zwei wichtigsten Proteinstrukturen, die für die Bewegung der Muskulatur verantwortlich sind
- viel Energie in Form von ATP
- viele Mitochondrien, die Kraftwerke der Zellen, die ATP erzeugen
- Proteine, Fettsäuren, Mineralstoffe und Vitamine für die Herstellung von ATP
- Kalzium, damit Nervenimpulse in Bewegung übertragen werden
- Magnesium für die Entspannung der Muskulatur
- Sport als Reiz

Muskelzellen sind Riesenzellen

Die Skelettmuskulatur besteht hauptsächlich aus lang gestreckten Riesenzellen. Die riesigen Zellen sind vollgepackt mit den beiden wichtigsten Proteinen Aktin und Myosin. Die beiden Proteine bestehen wiederum aus Aminosäureketten, die in spezieller Weise ineinander verwickelt sind. Aktin sieht etwas wie eine Perlenkette aus. Myosin erinnert an einen Golfschläger, wobei der Kopf des Schlägers beweglich ist. Knicken Tausende winzige Golfschläger gleichzeitig ab, zieht sich der Muskel zusammen. Die Aktinkette und die Myosin-Golfschläger sind mikroskopisch klein. Allein in einer einzigen Riesenmuskelzelle befinden sich Tausende Myosin- und Aktinfilamente. Je mehr Muskelzellen Sie haben, die voller Proteine und Mitochondrien sind, umso kraftvoller ist Ihre Muskulatur.

Schematische Darstellung der Bewegung der Proteinstrukturen in Muskelzellen

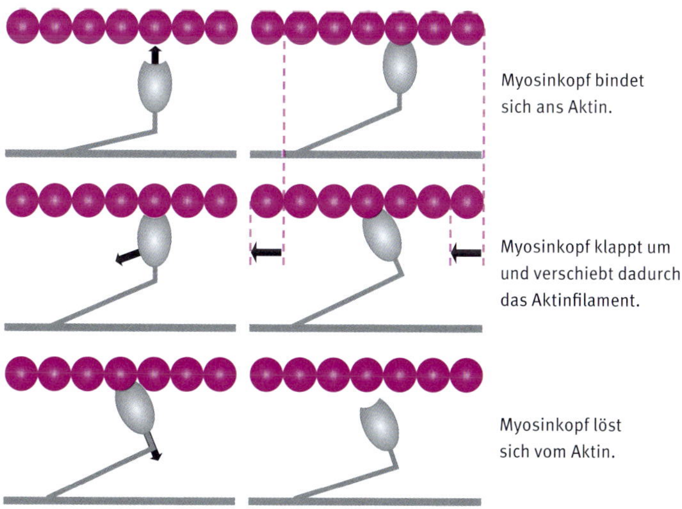

Bewegung braucht Kalzium und Magnesium

Die gesamte Muskulatur ist von Nervenzellen durchzogen. Sie steuern die Bewegungen. Dazu kommt es zur Ausschüttung von Kalziumionen am Ende der Nervenzellen. Das löst eine ganze Reihe von Veränderungen aus, die letztlich dazu führen, dass das Myosinköpfchen an Aktin bindet. Damit die ganze Reihe der Veränderungen stattfinden kann, wird zudem Magnesium benötigt. Dann knickt das Myosinköpfchen ab und zieht dabei das Aktinfilament mit sich. Passiert dies an Zigtausenden Stellen gleichzeitig, zieht sich der Muskel zusammen. Das Bein hebt sich oder der Kopf bewegt sich zur Seite. Damit das Myosinköpfchen sich wieder vom Aktinfilament lösen kann, braucht es wieder Magnesium. Der ganze Ablauf funktioniert nur, wenn ausreichend Energie in Form von ATP vorhanden ist.

Energie für die Muskulatur

ATP, das sind die Energiemoleküle des Körpers, sie entstehen in den Mitochondrien, in den Kraftwerken der Zelle. ATP ist die Abkürzung für Adenosintriphosphat. Je mehr Mitochondrien vorhanden sind, umso mehr Energie stellen sie her, umso leistungsfähiger ist die Muskulatur. Ob man über viele oder wenige Mitochondrien verfügt, hängt wiederum davon ab, wie aktiv man ist. Wer sich regelmäßig sowohl im Ausdauersport als auch im Kraftsport verausgabt, der hat viele Mitochondrien. Dabei ist die Anzahl der Mitochondrien nur die Grundvoraussetzung für die Energieherstellung. In den Mitochondrien findet die sogenannte Atmungskette statt, sie bildet pure Energie, unaufhörlich. Sie funktioniert allerdings nur, wenn ihr alle Substanzen für die vielen Syntheseschritte zur Verfügung stehen, und zwar: Vitamin B_1, B_2, B_3, B_6, B_{12}, Magnesium, Eisen, Alpha-Liponsäure, Sauerstoff und Ubiquinol. Das ist das bioaktive Coenzym Q_{10}. Die Aktivierung von Q_{10} funktioniert wiederum nur, wenn genügend Zink und Selen vorhanden sind. Leider finde ich täglich bei meinen Patienten einen Mangel an diesen zwei Stoffen. Selen ist in den Böden Europas verarmt und was nicht im Boden ist, kann auch nicht im Gemüse oder im Fleisch landen. Zink verbraucht der Körper bei jeder Virusabwehr, das kommt ständig vor.

TIPP 6

Starke und flexible Bänder und Sehnen

Sie können sich beweglich und stabil essen. Wussten Sie das? Die Ernährung beeinflusst Stärke und Flexibilität von Bändern und Sehnen. Die Ernährung ist der Grundbaustein, damit Bänder und Sehnen jedoch optimal funktionieren, brauchen sie noch etwas mehr: jede Menge Bewegung, Krafttraining und Stretching.

Sehnen und Bänder brauchen Vitamine und Mineralstoffe

Zellen, die sich in Sehnen und Bändern befinden, bilden kontinuierlich neues Kollagen. Damit die neu gebildeten Kollagenmoleküle stabile Vernetzungen untereinander aufbauen können, brauchen sie Vitamin C. Vitamin A und die B-Vitamine führen hingegen zu einer vermehrten Synthese von Kollagenmolekülen. Neben den Vitaminen sind auch Mineralstoffe essenziell für gesunde Sehnen und Bänder, wie Zink, Kalzium, Schwefel, Phosphor, Magnesium und Kupfer. Damit Kalzium seinen Weg in die Sehnen und Bänder findet, sind zusätzlich Vitamin D und K_2 nötig.

Bänder verbinden Knochen miteinander

Bänder sind die Verbindungsstücke zwischen zwei Knochen, wie beispielsweise die Kreuzbänder, die sich quer durch das Kniegelenk ziehen und vom Oberschenkelknochen zum Schienbein führen.

Sehnen verbinden Muskeln mit Knochen

Jeder Muskel endet in einer Sehne, die wiederum mit einem Knochen verwachsen ist. Sehnen sorgen für die Übertragung der Muskelkontraktionen auf Knochen, sodass sich das Skelett bewegt. Eine der dicksten und kräftigsten Sehnen ist die Achillessehne. Sie verbindet die Wadenmuskulatur mit dem Fersenbein.

Leere Kohlenhydrate schwächen Bänder und Sehnen

Eine Ernährung, die leere Kohlenhydrate wie Zucker, Brot, Nudeln und Pizza enthält und der wertvolle Proteine fehlen, führt zu schwachen und steifen Sehnen und Bändern. Dadurch steigt nicht nur das Risiko, Sehnenentzündungen oder Verletzungen zu erleiden, vor allem führt das zu Schmerzen. Die Schmerzen entstehen, weil die Beweglichkeit eingeschränkt ist. Oft kommt es sogar zu Fehlhaltungen, die ebenfalls Schmerzen entstehen lassen.

Wasser steigert die Flexibilität

Neben den vielen leeren Kohlenhydraten und dem Proteinmangel stellt Dehydratation ein weiteres Problem dar. Lagert hingegen ausreichend Wasser in Sehnen und Bändern, sind sie flexibler. Wenn ich mir überlege, was die meisten Menschen in Mitteleuropa essen und wie wenig sie durchschnittlich trinken, wundert es mich nicht, dass so viele an Gelenk- und Rückenschmerzen leiden.

Sport ist notwendiger Reiz

Genauso wie Knochen und Muskulatur brauchen Sehnen und Bänder Sport als Reiz, damit sie sich zu starken Strukturen ausbilden. Flexibel werden sie nicht nur mit der richtigen Ernährung, sondern auch durch tägliche Dehnübungen.

Sehnen und Bänder reagieren auf Stress

Das Stresshormon Cortisol baut Kollagen ab, daher leiden Ihre Bänder und Sehnen, wenn Sie im Dauerstress leben oder wenn Sie zu wenig schlafen. Übrigens senkt Sport den Cortisolspiegel und wirkt daher doppelt positiv: Einerseits führt er zu stabilen Sehnen und Bändern, andererseits bleiben vorhandene Kollagenstrukturen länger bestehen.

TIPP 7

Knorpel wie Stoßdämpfer

An den Stellen, an denen Knochen aufeinanderstoßen, sorgen Knorpel für reibungsarme Bewegungen. Gelenkknorpel sitzen wie eine Kappe direkt auf dem Knochengewebe auf. Sie sind extrem reiß- und druckfest. Es gibt eine Vielzahl weiterer Knorpelarten, unter anderem sind Ohrmuschel und Teile der Nase aus Knorpel geformt. Auch Bandscheiben und die Menisken in den Kniegelenken bestehen aus Knorpelgewebe. Ob Knorpel gesund sind oder nicht, hängt größtenteils vom Lebensstil ab.

Knorpel brauchen Proteine

Knorpel bestehen aus Knorpelzellen und aus der Knorpelmatrix, die sich außerhalb der Zellen befindet. Die Matrix besteht größtenteils aus Kollagen, speziellen elastischen Fasern und Proteoglykanen. Die Stoffe werden in den Knorpelzellen aus Proteinen und einigen weiteren Baumaterialien gebildet und dann in die Matrix transportiert.

Wasser für die Stoßdämpferleistung

Proteoglykane sind Verbindungen aus Proteinen und Kohlenhydratgruppen. Kohlenhydrate kommen in der Körperstruktur fast nicht vor, diese Verbindungen stellen daher eine Ausnahme dar. Das heißt aber noch lange nicht, dass Sie viele Kohlenhydrate essen müssen, damit sich gesunde Knorpel bilden können. Ganz im Gegenteil. Der Körper bildet alle Kohlenhydrate, die er braucht, selbst. Die Proteoglykane im Knorpel übernehmen eine wichtige Funktion. Sie besitzen viele negativ geladene Bestandteile. Das natürliche Bestreben der Natur ist es, diese negativen Ladungen auszugleichen. Der Ausgleich erfolgt, indem positiv geladene Natriumionen angezogen werden. Doch die Natriumionen kommen nicht allein, sie binden wiederum Wasser an sich. Das Wasser ist essenziell für die Stoßdämpferleistung der Knorpel. Somit bilden die

Proteoglykane mit dem eingelagerten Wasser eine gallertartige Masse. In ihr lagern die Kollagenfasern wie auch die elastischen Fasern. Außerdem bilden Proteoglykane Komplexe mit Hyaluronsäure.

Hyaluronsäure liebt ebenfalls Wasser und dehnt sich mächtig aus, wenn man sie darin eintaucht. Im Knorpel geht die Säure Verbindungen mit Kollagenfasern ein. Die Fasern hindern die Hyaluronsäure an der normalen Ausdehnung in wässriger Lösung. Das Volumen der Säure reduziert sich auf ein Fünftel. Die Verbindung von Hyaluronsäure und Kollagenfasern funktioniert wie eine Sprungfeder. Während der mechanischen Belastung des Knorpels tritt Wasser aus dem Komplex von Hyaluronsäure und Kollagen aus. Die Belastung wird dadurch bis zu einer bestimmten Belastbarkeitsgrenze abgefedert. Nach der Belastung tritt das Wasser wieder ein, bis der Komplex seine ursprüngliche Größe wieder einnimmt.

Trinken ist das Wichtige

Die Knorpelmatrix hat einen Wasseranteil von 70 Prozent, vorausgesetzt man trinkt ausreichend, was viele nicht tun. Daher sollten Menschen mit Gelenkschmerzen besonders aufs Trinken achten und aufs Salzen, damit der Natriumspiegel stimmt. Falls Sie sich über die Aufforderung zu salzen wundern, ich messe bei meinen Patienten regelmäßig zu niedrige Natriumspiegel. Hyaluronsäure bildet der Körper übrigens selbst, die brauchen Sie nicht extra einzunehmen.

Knorpel brauchen Bewegung

Knorpel sind nicht von Blutgefäßen durchzogen. Das ist ungewöhnlich, denn auch im Knorpel gibt es lebende Zellen, die mit Nährstoffen versorgt werden müssen. Fast überall sonst im Körper erhalten die Zellen ihre Nährstoffe sowie Sauerstoff über das Blut. Außerdem geben sie ihre Abfallprodukte sowie Kohlendioxid ins Blut zur Entsorgung ab. Knorpelzellen werden hingegen ausschließlich über die Gelenkflüssigkeit versorgt. In ihr sind alle Stoffe enthalten, die die Knorpelzellen benötigen. Der Transport der Nährstoffe aus der Gelenkflüssigkeit in den Knorpel setzt jedoch Bewegung voraus. Nur wenn die Flüssigkeit während des Laufens oder Gehens in Bewegung gerät, kann die Flüssigkeit die Zellen des Knorpelgewebes versorgen.

Auch Knorpelzellen erneuern sich

Lange Zeit ist man davon ausgegangen, dass sich Knorpelzellen nicht oder kaum neu bilden. Das stimmt nicht. Ihr Wachstum ist zwar langsamer als das vieler anderer Körperzellen, aber sie tun es. Immer wieder entstehen neue Knorpelzellen, die daraufhin Kollagen, elastische Fasern, Proteoglykane sowie Hyaluronsäure herstellen. Anschließend werden die Stoffe aus den Zellen in die Knorpelmatrix transportiert. Somit können geschädigte Gelenkknorpel oder Menisken heilen.

Übergewicht schädigt Knorpel

Der größte Feind der Knorpel ist, neben Dehydratation, Protein- und Natriummangel, Übergewicht. Denn durch das größere Gewicht steigt die mechanische Belastung. Dadurch tritt mehr Wasser aus der Knorpelmasse aus. Die abfedernde Wirkung des Knorpels verschwindet, es kommt zu Schmerzen.

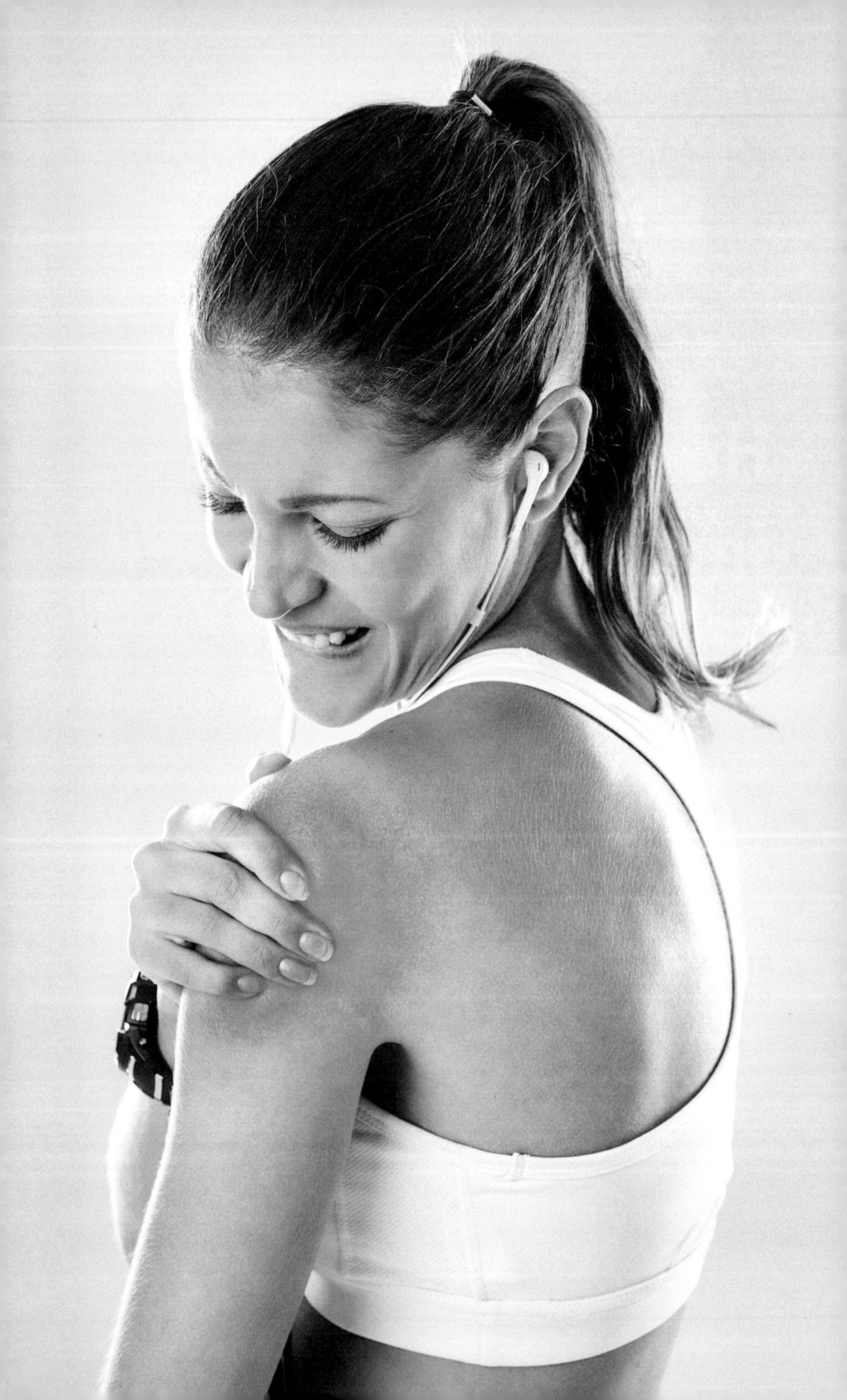

Heilung ist immer möglich

Es gibt unendlich viele Erkrankungen an Knochen, Muskeln und Gelenken, und doch gehen sie alle mit Entzündungen einher. Entzündungen heilen mit No Carb, Omega 3 und Sport. Neues, gesundes Gewebe bildet sich dank Proteinen, Mineralstoffen und Vitaminen.

TIPP 8

Schluss mit Kribbeln, Taubheit, Schmerzen

Wenn Arme oder Beine nonstop kribbeln, wenn es sich anfühlt, als ob Ameisen über die Glieder laufen, ist die Lebensqualität dahin. Einige Betroffene berichten von dem Gefühl, ständig in Brennnesseln zu stehen, andere leiden kontinuierlich an Muskelschmerzen. Die Missempfindungen entstehen, wenn wichtige Nährstoffe sowie Bewegung fehlen und wenn der Körper mit schädlichen Stoffen wie leeren Kohlenhydraten und Stress zu sehr belastet wird.

Fehlende Nährstoffe als Auslöser

Schulmedizinische Gründe für Kribbeln, Taubheitsgefühle und Schmerzen reichen von eingeklemmten Nerven, wie es bei einem Bandscheibenvorfall vorkommt, über Nervenentzündungen, sogenannte Polyneuropathie, bis Restless-Legs-Syndrom, Krampfadern, Fibromyalgie und vieles mehr. Erstaunlicherweise werden bei dem diffusen gesundheitlichen Problem von Kribbeln und Taubheit selbst in der Schulmedizin Nährstoffmängel als Auslöser erkannt. Allem voran: Vitamin-B_{12}- und -B_5-Mangel, Magnesiummangel sowie Kaliumüberschuss.

Nährstoffmängel führen zu Entzündungen

Nervenentzündungen entstehen auf vielfältige Weise, oft tragen zu viele Kohlenhydrate und ein Mangel an essenziellen Aminosäuren, an Omega 3, an Zink und Vitamin C dazu bei. Die Diagnose Polyneuropathie sagt nur, dass Nerven entzündet sind, doch welche Nährstoffmängel dazu beitragen, zeigt sich nur in einer umfangreichen Blutanalyse.

Ich hatte einmal eine Patientin, die litt zwölf Jahre lang an Kribbeln, Taubheit und Schmerzen. Ärzte hatten ihr eine erblich bedingte Polyneuropathie diagnostiziert. Erblich gibt es für mich nicht, denn viele meiner Patienten, die mit erblich bedingten Krankheiten zu mir kommen, werden gesund, wenn sie ihre Nährstofflücken füllen, wenn sie leere Kohlenhydrate weglassen und endlich laufen. So auch bei dieser Patientin, ihr fehlten vor allem Aminosäuren und Omega 3. Das Weglassen der Kohlenhydrate fiel ihr schwer, aber es war für sie absolut notwendig. Denn jeder Bissen Kohlenhydrate produziert Entzündungsstoffe im Blut. Wenn man an einer Entzündung leidet, wie an einer Nervenentzündung, die schmerzt, sollte man so klug sein, nicht jeden Tag neue Entzündungsstoffe »daraufzuschaufeln«. Sondern dem Körper eine Chance geben, dass er mit der vorhandenen Entzündung erst einmal fertigwird. Das schafft man mit No Carb.

Restless-Legs-Syndrom ist heilbar

Wenn die Beine schmerzen und kribbeln, sobald man ruhig im Bett liegt, handelt es sich um das Restless-Legs-Syndrom. Bewegt man die Beine wieder, lassen die Missempfindungen nach. Das macht Schlafen fast unmöglich. Betroffene leiden häufig an Eisen- und Magnesiummangel, ihnen fehlt es an Vitamin D, an Folsäure und Vitamin B_6, sowie an Kalium und Natrium. Das Füllen der Nährstofflücken und Sport lassen das Problem in den allermeisten Fällen verschwinden.

Kribbelnde Krampfadern

Auch Krampfadern können zu Kribbeln und anderen unangenehmen Gefühlen führen. Ärzte wie Patienten sind sich häufig einig, schuld an den Krampfadern sind das Alter oder bei Frauen die Hormone. Wenn dem so wäre, müssten jedoch alle alten Menschen an Krampfadern leiden sowie alle Frauen. Tun sie aber nicht. Der Grund liegt woanders: Es ist der Lebensstil. Krampfadern entstehen, wenn sich das Blut in den Venen staut. Der Stau entsteht aufgrund fehlender Mithilfe durch die Muskulatur und/oder nachlassender Elastizität der Venengefäße.

Venenklappen und Bewegung für den Bluttransport

In den Venen ist der Blutdruck viel geringer als in den Arterien, daher bedarf es zweier Zusatzsysteme, damit das Blut zurück zum Herzen gelangt. Das ist gar nicht so einfach, denn der Bluttransport in Beinen und Armen erfolgt gegen die Schwerkraft. Doch die Natur hat Lösungen eingebaut: Venenklappen sowie die Muskel-Gelenkpumpe. Jede Vene hat in regelmäßigen Abständen Venenklappen. Sie sehen wie nach unten durchhängende Lappen aus, die mittig nach oben gewölbt sind. Die Mitte öffnet und schließt sich. Die Lappenkonstruktion macht das Zurücklaufen des Blutes fast unmöglich. Von Venenklappe zu Venenklappe wird das Blut nach oben transportiert, bis es wieder im Herzen ankommt.

Venenklappen brauchen Muskelkontraktionen

Damit sich die Venenklappen öffnen und wieder schließen, sind sie darauf angewiesen, dass sich die Muskulatur in ihrer Umgebung bewegt. Spannt sich der Muskel an, drückt er auf die Vene, diese wird enger, der Blutdruck steigt. Dadurch öffnet sich die Venenklappe. Der Muskel entspannt sich wieder, der Druck auf die Vene lässt nach, die Venenklappe schließt sich. Wenn jemand jedoch über Stunden am Schreibtisch oder im Flieger sitzt, bewegt sich die Muskulatur zu wenig, dann funktioniert das Zusammenspiel zwischen Muskel-Gelenkpumpe und Venenklappen nicht mehr und es bilden sich Krampfadern. Besonders dann, wenn die Gefäßwände schwach sind, weil Kollagenfasern mit minderwertiger Qualität gebildet werden, da es an essenziellen Aminosäuren, an Vitamin C, an Zink und an Eisen mangelt.

Untersuchung aller wichtigen Blutwerte

In den Hausarztpraxen klagen regelmäßig Patienten über Kribbeln, Taubheitsgefühle, Brennen, Schmerzen oder andere Missempfindungen. Ärzte führen ihr normales Repertoire an Untersuchungen durch und können häufig keine Ursache feststellen. Der Patient leidet weiter. Meiner Erfahrung nach kann allein schon ein Proteinmangel zu Muskelschmerzen und Missempfindungen führen. Kommen andere Mängel hinzu, allen voran die weitverbreiteten Magnesium- sowie Vitamin-B_{12}-Mängel, sind die Missempfindungen nur noch die logische Konsequenz. Leider werden Aminosäuren, Magnesium und Vitamin B_{12} in den Hausarztpraxen nicht standardmäßig gemessen. Es gibt jedoch die Möglichkeit, diese Parameter direkt in einem Labor messen zu lassen.

TIPP 9

Normalgewicht bereichert

Einer der häufigsten Gründe für Knie-, Hüft- und Rückenschmerzen ist Übergewicht! Die zusätzlichen Kilos sind nicht gottgegeben, sondern selbst verursacht, hauptsächlich durch Fehlernährung und Bewegungsmangel. Das lässt sich beides ändern!

Kalorienzählen ist sinnlos

Im Internet und in Büchern werden viele verschiedene Diäten beschrieben. Viele bringen nichts. Vor allem das Kalorienzählen ist sinnlos, weil der Mensch keine Feuerstelle ist. Kalorien werden auch als Brennwerte bezeichnet. Und genauso werden sie ermittelt: Lebensmittel werden verbrannt und die dadurch entstehende Wärme gemessen. Der menschliche Körper stellt Energie jedoch ganz anders her. Außerdem entstehen im Energiestoffwechsel Energiemoleküle, die haben mit der gemessenen Wärmeenergie zur Ermittlung der Kalorien nichts gemeinsam. Verzichten Sie daher aufs Kalorienzählen.

Problemlos abnehmen

Damit Sie abnehmen können, reicht FDH (Friss die Hälfte) nicht aus. Denn selbst zum Abnehmen brauchen Sie bestimmte Nährstoffe, die Sie unbedingt aufnehmen müssen. Auch helfen Lebensstilveränderungen wie Stressreduktion und guter Schlaf dabei, überschüssige Kilos zu verlieren.

Hohes Gesamteiweiß

Proteine sind fürs Abnehmen essenziell. Wenn Ihnen Proteine fehlen, haben Sie häufiger Heißhungerattacken, als wenn Sie ausreichend mit Proteinen versorgt sind. Dummerweise verlangt es Sie dann nach Kohlenhydraten und nicht nach Proteinen. Solange Sie jedoch regelmäßig Kohlenhydrate essen, wird das Fett von Bauch, Hüften oder Beinen nicht abgebaut. Lassen Sie daher Ihr Gesamteiweiß messen. Das kostet normalerweise nur ein paar Euro. Sollte es unter 7,7 g/dl liegen, erhöhen Sie die tägliche Proteinmenge. Proteine sind vor allem in tierischen Produkten enthalten. Am einfachsten steigern Sie Ihr Gesamteiweiß mit Proteinshakes.

Stress reduzieren

Stress erhöht den Cortisolspiegel und das macht wiederum hungrig. Zusätzlich lässt Cortisol den Blutzuckerspiegel ansteigen. Logisch, denn unter Stress braucht man schnelle Energie, die wird vor allem aus Kohlenhydraten gebildet. Doch solange aus Kohlenhydraten Energie entsteht, ist die Fettverbrennung gestoppt, die Fettpolster bleiben, wo sie sind.

Gesunde Eisenwerte

Eisenmangel kann dick machen oder das Abnehmen erschweren. Denn Eisen ist das zentrale Atom im Hämoglobin, dem Protein, das Sauerstoff von der Lunge zu allen Zellen transportiert. Sauerstoff wird vor allem zur Herstellung von Energie benötigt. Damit der dicke Bauch oder die üppigen Hüften verschwinden, muss das dort abgelagerte Fett zur Energieherstellung genutzt werden. Das funktioniert umso besser, je mehr Sauerstoff zur Verfügung steht, und das hängt wiederum von der Versorgung mit Eisen ab. Lassen Sie daher Ihren Ferritinwert messen. Das ist das Speichereisen. Eisenmangel kommt häufig vor, besonders Frauen sind davon betroffen.

Ausreichend Vitamin B_{12}

Das Vitamin ist ebenfalls essenziell fürs Abnehmen. Denn Hämoglobin schwimmt samt aufgeladenem Sauerstoffatom nicht frei durch das Blut, sondern hat ebenfalls einen Transporter: rote Blutzellen oder auch Erythrozyten genannt. Ob viele oder wenige davon gebildet werden, hängt vom Vitamin-B_{12}-Spiegel ab. Damit viel Sauerstoff zur Energieherstellung in den Zellen ankommt, sind viele Erythrozyten erforderlich. Auch Ihren Vitamin-B_{12}-Spiegel sowie die Erythrozytenanzahl können Sie im Labor messen lassen.

Hohe Wachstumshormonwerte

Zu wenig Wachstumshormon, auch Human growth hormone (HGH) genannt, macht das Abnehmen schwer. Haben Sie hingegen viel HGH, wandelt das Hormon eingelagertes Fett in Fettsäuren um, die anschließend zur Herstellung von Energiemolekülen verwendet werden. Die Produktion von HGH kurbeln Sie an, indem Sie Ihre Proteinzufuhr deutlich erhöhen, indem Sie Zink und Magnesium einnehmen, falls Sie einen Mangel haben, und mehrmals wöchentlich Ihre Kraft und Ihre Ausdauer trainieren. Auch der komplette Verzicht auf Alkohol steigert die HGH-Produktion sowie ausreichender Schlaf. Intervallfasten kurbelt die Produktion von Wachstumshormon zusätzlich an.

Hohes Testosteron

Geringes Testosteron behindert bei Männern wie Frauen das Abnehmen. Denn Testosteron lässt Muskelmasse wachsen und Muskeln brauchen Sie zum Abnehmen. Denn nur mit Muskeln wird das Fett schmelzen. HGH und Testosteron sind eng miteinander verknüpft. Steigt Ihr HGH, nimmt die Testosteronproduktion zu. Vorausgesetzt, der Körper hat alles, was er dazu braucht: Als Erstes Cholesterin, daran mangelt es den wenigsten. Anders sieht es mit den Mineralstoffen und den Vitaminen aus, die zur Herstellung von Testosteron nötig sind: Zink, Magnesium, Folsäure, Vitamin B_6, Vitamin D, Vitamin K, Vitamin C und E.

Ausreichender Schlaf

Schlafen ist ebenfalls Voraussetzung zum Abnehmen. Ausreichend bedeutet, dass man tagsüber nicht müde ist. Der eine braucht sechs Stunden Schlaf, um diesen Zustand zu erreichen, ein anderer acht. Es ist individuell unterschiedlich. Durch den ausreichenden Schlaf, insbesondere die Tiefschlafphasen, wird mehr HGH hergestellt. Zudem verringert sich der Cortisolspiegel nach einer guten Nachtruhe. Wer hingegen unter Müdigkeit leidet, isst meistens mehr. Denn der Körper kompensiert den Energiemangel aufgrund der Müdigkeit durch den vermehrten Energieinput in Form von Nahrung.

No Carb

Leere Kohlenhydrate aus der Ernährung zu streichen, ist absolute Voraussetzung zum Abnehmen. Denn nicht Fette machen dick, sondern Kohlenhydrate oder die Kombination aus Kohlenhydraten und Fetten, wie sie in Pommes frites und Kartoffelchips vorkommen. Außerdem stoppen Kohlenhydrate die Fettverbrennung. Solange Kohlenhydrate zur Herstellung von Energie zur Verfügung stehen, bleiben die Fettsäuren, die in den Fettzellen gespeichert sind, unangetastet. Den absoluten Verzicht auf Kohlenhydrate nenne ich No Carb. Das heißt kein Brot und andere Teigwaren, keine Nudeln, keine Pizza, keine Süßigkeiten, keinen Reis, kein süßes, überzüchtetes Obst wie Mangos, Ananas oder Bananen. Gemüse enthält auch kleine Mengen Kohlenhydrate, diese sind erlaubt. Denn der Darm braucht für seine Gesundheit vor allem Gemüse. Zudem sind die Kohlenhydrate, die im Gemüse vorkommen, komplexer gebaut als die leeren Kohlenhydrate aus Brot und Nudeln und lassen daher den Blutzuckerspiegel nicht so stark ansteigen.

Alkohol streichen

Der komplette Verzicht auf Alkohol ist ebenfalls ein Muss, um Gewicht zu verlieren. Alkohol enthält nicht nur viele Kohlenhydrate, der Körper wehrt sich regelrecht gegen ihn. Alkohol ist ein Zellgift, das so schnell wie möglich entsorgt werden muss. Während dieser Entsorgungszeit wird daher die Fettverbrennung komplett gestoppt. Außerdem lässt Alkohol den Cortisolspiegel ansteigen, was sich, wie bereits erwähnt, ebenfalls negativ auf das Abnehmen auswirkt. Aber damit nicht genug, Alkohol verringert auch den Testosteronspiegel, was ebenfalls das Abnehmen erschwert.

Zink, Magnesium, Kupfer, Mangan, Chrom, Selen und Vitamin D

Die Mineralstoffe und das Vitamin erhöhen die Insulinsensitivität, Zellen reagieren dann besser auf das Hormon. Das Gegenteil ist Insulinresistenz. Zellen stumpfen gegenüber steigenden Insulinspiegeln ab, der Blutzuckerspiegel steigt, dann ist Diabetes Typ II da. Steigert man hingegen die Insulinsensitivität, indem man die genannten Mineralstoffe und Vitamin D einnimmt, reagieren vor allem Muskelzellen wieder positiv auf das Hormon. Der wenige Zucker, der sich im Blut bei No Carb und No Alcohol trotzdem sammelt, wird sofort in die Muskelzellen transportiert und in Energie umgewandelt.

Viel Gemüse

Die Gesundheit des Darms entscheidet darüber, wie viele Nährstoffe aufgenommen werden können. Auch die Nährstoffe, die fürs Abnehmen gebraucht werden. Die Gesundheit des Darms hängt wiederum vom Mikrobiom ab, von der Darmflora. Das sind die Bakterien, die für die Verdauung sorgen. Es gibt förderliche Bakterien und hinderliche. Außerdem gibt es jede Menge unterschiedlicher Arten. Wer viel Gemüse isst und vor allem auch viele verschiedene Gemüsearten, dessen Darm beherbergt besonders viele förderliche Bakterien besonders vieler verschiedener Arten. Gemüse kann entweder gekocht oder auch roh gegessen werden.

Kraft- und Ausdauertraining

Selbst wenn Sie nun über alle nötigen Nährstoffe verfügen, leere Kohlenhydrate und Alkohol weglassen und Ihr Körper Energie aus den gespeicherten Fettsäuren von Bauch und Hüfte herstellt, reicht das meist nicht aus, um wirkungsvoll abzunehmen. Es mangelt am Grundumsatz. Der ist zu niedrig, wenn man den lieben langen Tag am Schreibtisch, im Zug oder im Auto sitzt. Um wirkungsvoll abzunehmen, muss der Grundumsatz steigen, und zwar durch Sport, durch Anstrengung. Der Puls muss fühlbar nach oben gehen. Doch auch das reicht meist nicht aus, wenn Muskulatur fehlt. Denn das Fett von Bauch und Hüfte verschwindet nur, wenn es in Muskelzellen in Energie umgewandelt wird. Daher unterstützt die Kombination aus Kraft- und Ausdauersport das Abnehmen besonders gut.

TIPP 10

Osteoporose erst gar nicht entstehen lassen

Ca. acht Millionen Menschen sind in Deutschland an Osteoporose erkrankt, an Knochenschwund. Besonders häufig leiden ältere Frauen daran. Knochen werden instabil und brüchig. Betroffene können sich nicht mehr darauf verlassen, dass ihr Skelett bei kleinen Stößen oder Stürzen hält. Oft brechen Knochen selbst bei alltäglichen Bewegungen. Ein fürchterliches Lebensgefühl. Erkrankte leiden zudem oft an Rücken- oder Knieschmerzen und Rundrücken.

Nicht Östrogenmangel, sondern Proteinmangel ist das Problem

Bislang wird bei Frauen häufig Östrogenmangel nach den Wechseljahren als Grund für den Knochenschwund angesehen. Denn Östrogen reguliert die Hormone Calcitonin und Vitamin D. Diese beiden Hormone sind wiederum für die Einlagerung von Kalzium und Phosphat in das Knochengewebe verantwortlich. Ich frage mich seit Jahrzehnten, warum immer nur auf die Einlagerung der Mineralstoffe geschaut wird, aber nie auf das Gerüst, auf die Knochenmatrix selbst. Sie bestehen nämlich aus Proteinen, vor allem aus Kollagen. Aber es gibt Lichtblicke, wie beispielsweise eine Studie aus der Schweiz, sie wurde 2018 im Fachjournal *Osteoporosis International* veröffentlicht. Die Wissenschaftler erstellten eine Metaanalyse, das heißt, sie werteten bereits veröffentlichte Forschungsergebnisse übergreifend aus. Sie kamen zu dem Ergebnis, dass eine optimale Versorgung mit Proteinen für die Knochengesundheit Grundvoraussetzung ist. Wer bereits an Osteoporose leidet und mehr als die normalerweise empfohlenen 0,8 Gramm Proteine pro Kilogramm Körpergewicht pro Tag zu sich nimmt, profitiert. Der Abbau der Knochensubstanz verlangsamt sich und das Risiko neuer Knochenbrüche nimmt ab. Zusätzlich muss ausreichend Kalzium aufgenommen werden. In der Metaanalyse wurde auch herausgefunden, dass hoher Protein- und Kalziumkonsum die Aktivität des Hormons Calcitonin verstärkt. Das Hormon besteht nämlich selbst aus 32 Aminosäuren, also aus Protein. Wenn Proteine fehlen, wird weniger Calcitonin gebildet. Die Calcitoninmenge ist einer der entscheidenden Faktoren, der geringere Östrogenspiegel spielt nur eine zweitrangige Rolle. Proteine wirken sogar dem negativen Einfluss des niedrigen Östrogens entgegen.

Säurebelastungen durch Proteine sind ein Mythos

Lange Zeit wurde davon ausgegangen, dass eine hohe Proteinzufuhr zu einer hohen Säurebelastung führt, die Kalzium aus dem Knochen spült.

Der Leiter der Studie, Prof. René Rizzoli, findet klare Worte:

> *»Eine hinreichende Zufuhr von Proteinen zusammen mit Kalzium ist für eine optimale Knochengesundheit bei Kindern sowie für die Aufrechterhaltung gesunder Knochen in allen Altersgruppen erforderlich. Diese Erkenntnis muss angesichts des gegenwärtig zirkulierenden Mythos, dass zu viel Proteine zu einer ›Säurebelastung‹ führen, die den Knochen schaden, verstärkt vermittelt werden. Tatsächlich besteht das gängige Problem bei Älteren nicht in zu viel, sondern in zu wenig Protein. Unsere zusammenfassende Analyse bestätigt, dass eine ausgeglichene Ernährung mit hinreichender Proteinzufuhr eindeutig die Knochengesundheit unterstützt, wenn sie von einer hinreichenden Kalziumzufuhr begleitet ist. Das ist besonders wichtig für Senioren mit Osteoporose und Personen mit dem Risiko von Nährstoffmängeln aufgrund von chronischen Erkrankungen oder die sich von einer Verletzung erholen.«*[2]

Eine kanadische Organisation, die sich zum Ziel setzt, dass Knochenbrüche aufgrund von Osteoporose der Vergangenheit angehören, rät auf ihrer Internetseite ebenfalls zu einer Ernährung reich an Proteinen.[3]

Auch eine gesunde Schilddrüse ist wichtig

Das Hormon Calcitonin wird in der Schilddrüse gebildet. Es kann natürlich nur in ausreichenden Mengen entstehen, wenn die Schilddrüse einwandfrei funktioniert. Für ihre Gesundheit sind Vitamin D, Eisen sowie Jod besonders wichtig. Bei vielen meiner Patienten Mangelware. Doch selbst wenn die Schilddrüse das Hormon bildet, wird es erst aktiv, wenn es über bestimmte Schwefelbrücken verfügt. Einer der wichtigsten Schwefellieferanten ist die Aminosäure Methionin, leider messe ich auch hier oft tiefe Werte. Da haben wir es wieder, Sie brauchen alle der 47 essenziellen Nährstoffe, damit Sie gesund sind.

Selbst-Check

Wie gesund sind meine Knochen?

Ich habe bereits ohne außergewöhnliche sportliche Belastungen einen Ermüdungsbruch erlitten.	j	n
Ich habe Probleme mit der Schilddrüse.	j	n
Ich leide an Morbus Crohn.	j	n
Ich leide an Zöliakie.	j	n
Ich nehme Magensäureblocker ein.	j	n
Ich leide an einer Magersucht oder Bulimie oder habe in der Vergangenheit daran gelitten.	j	n
Ich ernähre mich vegetarisch.	j	n
Ich schlafe schlecht.	j	n

Ich leide unter Stress.	j	n
Ich ernähre mich vegan.	j	n
Ich esse nur selten Fleisch.	j	n
Ich esse nur selten Eier.	j	n
Ich esse nur selten Fisch.	j	n
Ich esse nur selten Milchprodukte.	j	n
Ich bewege mich wenig.	j	n

Je häufiger Sie mit Ja geantwortet haben, umso höher ist Ihr Risiko, Knochenmasse zu verlieren.

TIPP 11

Gicht muss nicht sein

Gicht ist schmerzhaft! Geschwollene und entzündete Gelenke, die sich sogar verformen. Zehen, Fußgelenke, Finger und manchmal auch Kniegelenke werden steif. In späten Stadien kann es sogar zu Nierenschäden kommen. Gicht entsteht aufgrund eines erhöhten Harnsäurespiegels im Blut. Daraufhin bilden sich Harnsäurekristalle, die sich in der Gelenkhaut ablagern.

Fruchtzucker ist das Problem

Gicht kommt vor allem in den Industrienationen vor, in ärmeren Ländern leiden weniger Menschen an der Erkrankung. Der Lebensstil muss daher eine entscheidende Rolle spielen. Unter den Ureinwohnern Neuseelands, den Maoris, war Gicht vor ca. 100 Jahren unbekannt. Heute leiden 10 bis 15 Prozent der Maoris daran. Als Grund wird der gesteigerte Konsum von Zucker angenommen, vor allem von Fruktose, also von Fruchtzucker. Fertiggerichte und Süßwaren werden häufig mit Fruktose-Glukose-Sirup gesüßt. Ein hoher Fruktosekonsum lässt jedoch die Harnsäure im Blut ansteigen. Maoris essen heute 50-Mal so viel Glukose und Fruktose wie vor 100 Jahren.

Ergebnisse der umfangreichen Nurses' Health Study, bei der in den USA über Jahrzehnte Krankenschwestern untersucht wurden, zeigt ein ähnliches Ergebnis. Personen, die häufiger mit Fruktose gesüßte Getränke oder auch Orangensaft konsumierten, hatten höhere Harnsäurekonzentrationen im Blut und auch ein erhöhtes Gichtrisiko. Untersucht wurden 78 906 Frauen über einen Zeitraum von 22 Jahren. Wer zweimal täglich Orangensaft oder ein anderes fruktosehaltiges Getränk konsumierte, hatte ein fast dreifach erhöhtes Gichtrisiko.[4]

Blutarmut kann zu Gicht führen

Neben zu viel Fruktose kann auch Blutarmut aufgrund eines Eisen-, Folsäure- oder Vitamin-B_{12}-Mangels zu erhöhtem Harnsäurespiegel führen. Das Risiko, an Gicht zu erkranken, verdoppelt sich, wenn der Hämoglobinwert bei Männern unter 13,5 g/dl und bei Frauen unter 12 g/dl liegt. Der biologische Zusammenhang zwischen Anämie und Gicht ist jedoch noch nicht vollends verstanden.[5] Ein möglicher Grund könnte Sauerstoffmangel sein. Bei Blutarmut ist der Sauerstofftransport reduziert. Jede Zelle braucht jedoch Sauerstoff für ihre Stoffwechselabläufe, so auch die Niere, die für die Ausscheidung von Harnsäure zuständig ist. Dieser Zusammenhang reicht vielleicht schon für den Anstieg von Harnsäure bei niedrigen Hämoglobinspiegeln.

Erhöhtes Risiko durch Medikamente

Außerdem erhöht die Einnahme bestimmter Medikamente das Gichtrisiko, wie die tägliche Einnahme von Aspirin, Immunsuppressiva, L-Dopa zur Behandlung von Parkinson und Diuretika zur Entwässerung. Aber auch sehr hohe Niacinspiegel (Vitamin B_3) können die Harnsäure im Blut ansteigen lassen.

Vitamin C wirkt heilend

Der Zusammenhang von Vitamin C, Harnsäurespiegel und Gicht wurde in einer Langzeitstudie an 46 994 Männern untersucht. Männer, die täglich 1 bis 1,5 Gramm Vitamin C als Nahrungsergänzungsmittel einnahmen, hatten im Vergleich zu denen, die das nicht taten, geringere Harnsäurespiegel und litten weniger häufig an Gicht.[6] Ich rate meinen Patienten immer zu ein bis drei Gramm Vitamin C pro Tag zusammen mit Vitamin E. Denn die beiden Vitamine recyceln sich gegenseitig. Sie sind starke Antioxidantien und wirken Entzündungen entgegen. So auch Gichtentzündungen in den Gelenken.

Besser auf Fruktose verzichten als auf Fleisch

Bei Gicht wird häufig von tierischen Lebensmitteln abgeraten, da sie zu viel Purin enthalten. Purine sind Bausteine der DNA, in der Niere werden sie zu Harnsäure abgebaut. Besonders reich an Purinen sind Innereien. Aus meiner Erfahrung senkt der Verzicht auf Fruktose effektiver den Harnsäurespiegel als der Verzicht auf tierische Lebensmittel. Zudem enthalten Fleisch, Fisch, Käse und Eier besonders viele Proteine. Sie sind die wichtigsten Bausteine des Immunsystems. Damit die Entzündungen in den Gelenken heilen, braucht der Körper ein gutes Immunsystem, also braucht er viele Proteine.

Auch Omega 3 wirkt heilend

Neben Vitamin C und E wirkt auch Omega 3 entzündungshemmend. Der Zusammenhang von Omega 3 und Gichtanfällen wurde ebenfalls bereits untersucht. Die Wissenschaftler kamen zu dem Ergebnis, dass Omega 3 Gicht nur dann entgegenwirkt, wenn die Dosis ausreichend hoch ist.[7] Die ausreichende Dosis ist jedoch von Person zu Person unterschiedlich. Dem einen reichen 2 Gramm der wirkungsvollen Omega-3-Fettsäuren EPA und DHA pro Tag, ein anderer muss 6 Gramm nehmen. Wie gut Sie mit Omega 3 versorgt sind, können Sie messen lassen. Ihr Omega-3-Index sollte über 8 Prozent liegen.

PRAXISTIPP

Gicht vorbeugen und heilen

- Verzicht auf Alkohol und Kohlenhydrate, besonders auf Fruktose
- Viel trinken, damit die Nierenfunktion und somit die Ausscheidung von Harnsäure gesteigert wird
- Die Vitamine C und E sowie Omega 3 einnehmen
- Eisenwerte kontrollieren lassen
- Bewegung

TIPP **12**

Beste Hilfe bei Knochenbrüchen

Ein Knochenbruch kann jedem passieren. Sei es durch einen Unfall mit dem Rad, einen Sturz im Gebirge oder bei Arbeiten im Haus oder Garten. Doch welche Belastung ein Knochen aushält, bis er bricht, unterscheidet sich von Person zu Person erheblich. Menschen, die sehr gut mit allen essenziellen Nährstoffen versorgt sind und sich mehrmals wöchentlich sportlich stark anstrengen, haben stabile Knochen. Proteinmangel, ein Mangel an Vitamin K_2 und weitere Nährstoffmängel sowie unzureichende Bewegung reduzieren hingegen die Knochenqualität stark.

Schnellheilung nach dem Bruch

Ärzte gehen bei Knochenbrüchen von einer Heilungszeit von sechs Wochen aus. Das bezieht sich auf den normalen, untrainierten Körper mit mittleren Nährstoffmängeln. Wer gut mit Nährstoffen versorgt ist, bei dem heilt der Bruch schneller, und zwar auch noch im hohen Alter! Selbst wer bis zu seiner Verletzung nicht besonders auf seine Nährstoffversorgung geachtet hat, kann die Heilung durch die Einnahme einiger wichtiger Stoffe beschleunigen.

Aminosäuren und Mineralstoffe heilen

Zur Heilung braucht der Körper alle essenziellen Nährstoffe, jedoch übernehmen Proteine eine besonders wichtige Rolle. Proteine enthalten die Aminosäuren Arginin, Prolin und Lysin, sie reduzieren die Entzündungsreaktion, die nach einem Bruch entsteht, und sorgen mit den Mineralstoffen Zink, Eisen, Kalzium und Phosphor sowie Vitamin C für stabiles, neues Knochengewebe. Damit die Mineralstoffe in die Knochensubstanz transportiert werden, sind zudem Vitamin D und K_2 nötig. Schwefel in Form von MSM unterstützt die Heilung ebenfalls. MSM steht für Methylsulfonylmethan, es handelt sich um organischen Schwefel. Der Körper braucht Schwefel zur Bildung von Disulfidbrücken. Sie machen Kollagen, einen der wichtigsten Stoffe, aus denen das Knochengewebe aufgebaut ist, stark.

K-Vitamine aktivieren die Knochenheilung

Eine zentrale Rolle zur Heilung von Knochenbrüchen kommt dem Vitamin K_2 zu. Mittlerweile sind einige Enzyme, die für die Knochenheilung essenziell sind, bekannt. Sie funktionieren aber nur, wenn sie von K-Vitaminen aktiviert werden. Darunter fallen Enzyme, die dafür sorgen, dass sich schnell neue Zellen bilden, sowie mehrere Enzyme, die die Einlagerung von Mineralstoffen wie Kalzium und Phosphor in das Knochengewebe regulieren. Lange Zeit war es gar nicht möglich festzustellen, ob man ausreichend mit Vitamin K_2 versorgt ist, weil es keine entsprechenden Laboruntersuchungen gab. Diese Zeiten sind glücklicherweise vorbei, das sollten Sie nutzen!

Besonders wirkungsvoll: K2 in Form von MK-7

Vitamin K_2 kommt in vielen unterschiedlichen Formen vor. Nach neuesten wissenschaftlichen Erkenntnissen ist das Vitamin in Form von MK-7 besonders wirksam. Es verbessert insgesamt die Qualität der Knochen, erhöht die Synthese neuen Kollagens und lässt Knochen schneller heilen. Laut Wissenschaftlern aus Japan wird MK-7 im Körper zu MK-4 umgebaut. Somit liegt es nah, direkt MK-4 einzunehmen. Die Wissenschaftler stellten jedoch das Gegenteil fest! Nach der Einnahme von Vitamin K_2 in Form von MK-4 konnten sie keine erhöhten MK-4-Werte im Organismus feststellen. Verabreichten sie jedoch Vitamin K_2 in Form von MK-7, stieg die MK-4 Konzentration im Knochengewebe wie auch im Gehirn. Die Wissenschaftler gehen davon aus, dass es daher ratsamer ist, Vitamin K_2 in Form von MK-7 einzunehmen.[8]

Vitamin K2 verbessert auch indirekt die Knochen

Vitamin K_2 lässt außerdem den Testosteronspiegel ansteigen, das wirkt sich wiederum positiv auf die Knochengesundheit und die Knochenstabilität aus. Zudem wirkt Vitamin K_2 Cortisol entgegen. Das reduziert den Abbau der Knochensubstanz durch das Stresshormon.[9] Ich würde nicht nur auf Vitamin K_2 setzen, sondern Cortisol zusätzlich durch Sport abbauen und durch richtiges Denken erst gar nicht entstehen lassen.

Knochen werden nur durch Bewegung stark

Neben den essenziellen Nährstoffen und insbesondere Vitamin K_2 ist Bewegung für die Heilung von Knochenbrüchen sehr wichtig. Natürlich kann man den stillgestellten Knochen nicht sofort fordern und sollte man auch nicht. Aber man kann mit einem gebrochenen Arm laufen gehen, man kann mit einem gebrochenen Knöchel auf dem Hometrainer einbeinig Rad fahren. Das erhöht die Durchblutung, so gelangen mehr Nährstoffe und mehr Sauerstoff an die verletzte Stelle. Der Stoffwechsel steigt und somit beschleunigen sich die Heilungsprozesse. Sobald es möglich ist, den verletzten Knochen wieder leicht zu belasten, sollte man auch das tun, am besten unter Anleitung eines Physiotherapeuten.

PRAXISTIPP

Heilung bei Knochenbrüchen:

- Trinken Sie täglich ein bis drei Proteinshakes.
- Nehmen Sie zusätzlich täglich:
  - 6 g Arginin, 3 g Lysin, 1 g Prolin
  - 3 g Vitamin C (über den Tag verteilt)
  - 50 mg Zink
  - 45–60 mg Eisen in Form von Eisenbisglycinat
  - 1,5 g Kalzium
  - 600 mg Magnesium (zweimal täglich 300 mg)
  - 5000 I. E. Vitamin D zusammen mit 200 µg Vitamin K_2 MK-7
- Bewegen Sie sich so viel, wie es Ihre gesundheitliche Verfassung erlaubt.

TIPP **13**

So heilt der Bänder- oder Sehnenriss in Nullkommanix

Bänder und Sehnen bestehen aus straffem Bindegewebe, das zahlreiche parallel verlaufende Kollagenfasern enthält. Unter großer Belastung, wie bei einem Sturz, können sie reißen. Bänder und Sehnen werden umgangssprachlich oft als Synonyme verwendet, doch sie haben unterschiedliche Aufgaben. Bänder stabilisieren vor allem Gelenke. Sie erstrecken sich von einem Knochen zum nächsten. Sehnen hingegen sind die Verbindungsstücke zwischen Muskulatur und Knochen. Sie übertragen die Kraft vom Muskel auf das Skelett.

Aminosäuren heilen

Der wichtigste Bestandteil von Bändern und Sehnen ist Kollagen. Damit Bänder und Sehnen heilen, muss sich neues Kollagen bilden. Kollagen besteht vor allem aus Proteinen, daher wirkt eine proteinhaltige Ernährung heilend. Der Anteil der Aminosäuren Glycin, Hydroxyprolin, Prolin und Hydroxylysin ist in Bändern und Sehnen besonders hoch, daher sollten nach einer Verletzung Glycin und Prolin zusätzlich eingenommen werden. Hydroxyprolin entsteht im Stoffwechsel aus Prolin in ausreichender Menge von allein. Weiterhin spielt bei der Vernetzung neuer Kollagenfasern die essenzielle Aminosäure Lysin eine zentrale Rolle, die daher ebenfalls eingenommen werden sollte.

Vitamine und Mineralstoffe

An der Bildung neuer Kollagenfasern sind viele Enzyme beteiligt. Wie unter Tipp 3 beschrieben, interagieren Vitamin C und Eisen mit ihnen. Fehlt es an den wichtigen Stoffen, ist das neu gebildete Kollagen weniger widerstandsfähig und elastisch. Es kann schneller wieder reißen.

Besonders wichtig: Arginin

Neben den bereits genannten Nährstoffen übernimmt die Aminosäure Arginin nach Bänder- und Sehnenrissen eine besondere Rolle. Der Riss ist eine innere Verletzung, daraufhin werden bestimmte Zellen des Immunsystems aktiv, und zwar Makrophagen. Nach Bänder- und Sehnenverletzungen produzieren sie besonders viel NO, auch Stickstoffmonoxid genannt. Um NO herstellen zu können, brauchen Makrophagen Arginin. Neben den Makrophagen stellen die kollagenproduzierenden Zellen ebenfalls mehr NO her. Auch sie brauchen dafür Arginin. Im Vergleich zu unverletztem Gewebe steigt die NO-Produktion um das Fünffache. NO fungiert wiederum als Signal, das eine Reihe weiterer Prozesse in Gang setzt. Unter anderem steigt die Durchblutung. Durch den erhöhten Blutfluss gelangen mehr Nährstoffe über das Blut zu der verletzten Stelle. Weiterhin stellt NO einige Gene an. Das führt zur vermehrten Synthese neuen Kollagens und der Aktivierung weiterer Heilungsprozesse. Ein Wissenschaftler aus Australien fand heraus, dass die Heilung der Achillessehne erheblich leidet, wenn kein NO zur Verfügung steht. Wächst die Achillessehne unter NO-Mangel zusammen, ist ihre Belastbarkeit um 24 Prozent reduziert.[10]

Wenn Sie die Heilung von Sehnen- und Bänderrissen mit Nährstoffen unterstützen wollen, orientieren Sie sich an den Empfehlungen bei Knochenbrüchen.

TIPP **14**

Pflege für den Meniskus

Der Meniskus ist eine Knorpelscheibe im Knie, genauer gesagt sind es zwei halbmondförmige Scheiben, die nach außen hin dicker werden. Sie fungieren als Stoßdämpfer und bedecken 70 Prozent der Gelenkfläche. Nur in der Gelenkmitte treffen der Oberschenkelknochen und der Kopf des Schienbeins aufeinander. Die Menisken puffern Erschütterungen ab, die beim normalen Gehen, Laufen und Springen auftreten. Der Meniskus kann reißen, entweder durch schnelle abrupte Bewegungen, wie sie beim Fußball, Tennis oder Skifahren stattfinden, oder durch Überlastung aufgrund von Übergewicht. Außerdem treten Meniskusrisse mit zunehmendem Alter vermehrt auf. Meniskusverletzungen kommen häufig vor, ebenso Knieschmerzen. Doch führt ein Riss nicht automatisch zu Schmerzen! Der Grund für den Schmerz ist vielmehr eine zu schwache Muskulatur im Knie. Daher ist der Aufbau von Muskulatur die beste Pflege für den Meniskus.

Meniskusriss löst keine Schmerzen aus

In den USA untersuchten Wissenschaftler im Zuge einer groß angelegten Studie 991 Personen, die älter als 50 Jahre waren. Mithilfe eines MRT (Magnetresonanztomografie) wurde jeweils das rechte Knie der Probanden auf einen Meniskusschaden hin untersucht. Mit zunehmendem Alter wiesen die Menisken der Probanden häufiger Risse auf, und zwar bei Männern wie bei Frauen. Dies zeigt sich exemplarisch an zwei Ergebnissen: 19 Prozent der Frauen, die zwischen 50 und 59 Jahre alt waren, hatten Meniskusverletzungen sowie 56 Prozent der Männer zwischen 70 und 90. Der Großteil der Betroffenen hatte keine Knieschmerzen.

Die Wissenschaftler stellten daher den Zusammenhang zwischen einer Meniskusverletzung und Schmerzen infrage.[11]

Typische Meniskusoperationen helfen nicht

In der Schulmedizin wird bislang davon ausgegangen, dass der Schmerz vom Grad der Verletzung abhängt. Leichte Risse, vor allem im äußeren Teil des Meniskus, sollen zu geringen Schmerzen führen und können von allein heilen. Bei schweren Verletzungen wird operiert. Wissenschaftler aus Finnland haben selbst dieses Vorgehen infrage gestellt. Für ihre Untersuchung teilten sie 146 Personen, die zwischen 35 und 65 Jahre alt waren und eine Verletzung am Meniskus erlitten hatten, in zwei Gruppen auf. Die einen wurden nach dem Standardverfahren operiert, die anderen erhielten eine Placebooperation. Niemand wusste, in welcher Gruppe er sich befand. Denn auch den Probanden der Placebogruppe wurde in die Haut geschnitten und die Abläufe der Standardoperation simuliert. Nur am verletzten Meniskus wurde nichts verändert. Zwei Jahre später zeigte sich kein gesundheitlicher Unterschied zwischen den beiden Gruppen. Die Wissenschaftler stellten fest, dass es daher keine Anhaltspunkte für den Vorteil einer Operation gibt.[12]

Kraft nimmt Schmerz

Wenn nicht der Riss des Meniskus zu Schmerzen führt, dann muss es einen anderen Zusammenhang geben. Ich sage immer »Kraft nimmt Schmerz«. Umgekehrt heißt es, wessen Muskulatur im Knie zu schwach ist, der leidet an Knieschmerzen. Selbst dieser Zusammenhang wurde bereits wissenschaftlich erforscht. Hierzu wurden 92 Japanerinnen untersucht. Sie waren im Durchschnitt 74 Jahre alt und litten an Knieschmerzen. Mithilfe eines Fragebogens wurde die Stärke ihrer Schmerzen ermittelt. Die Muskelkraft wurde mit einer speziellen Apparatur gemessen. Probandinnen mit der stärksten Muskulatur hatten die geringsten Schmerzen.[13]

Normalgewicht reduziert Verletzungsgefahr

Neben einer guten Muskulatur ist Normalgewicht die beste Pflege für den Meniskus. Denn egal ob ein verletzter Meniskus schmerzt oder nicht, ein unverletzter ist besser. Das Risiko eines Meniskusrisses steigt mit steigendem Körpergewicht.[14]

TIPP 15

Gelenkschmerzen ade

Gelenkschmerzen kommen vor allem im Nacken, im Schulterbereich, in den Ellbogen, in der Hüfte, den Knien und den Fußgelenken vor. Das sind die großen, wichtigen Gelenke des Körpers. Gelenkschmerzen können viele Ursachen haben: Verspannungen, muskuläre Schwäche oder akute Entzündungsreaktionen, wie sie bei Grippe oder Hepatitis auftreten. Gründe können auch chronische Entzündungen sein, wie sie bei Gicht oder Arthritis vorkommen, sowie direkte Entzündungen der Sehnen oder Bänder. Auch akute Verletzungen führen zu Gelenkschmerzen. Bei starken Schwellungen und akuten Verletzungen sollte auf jeden Fall ein Arzt zurate gezogen werden. Gelenkschmerzen, obwohl sie so vielfältig sind, lassen sich mit einem Allgemeinrezept behandeln. Denn es geht immer um die gleichen Prinzipien.

Prinzipien der Gelenkheilung:

- Entzündungen auskurieren
- neues Gewebe aufbauen
- Muskulatur stärken
- Dehnfähigkeit erhöhen

Ich habe häufig Patienten vor mir sitzen, die bereits bei vielen Ärzten waren, doch keiner konnte ihnen helfen. Da wurden Kernspintomografien durchgeführt, doch die Gelenke zeigen keine krankhaften Veränderungen. Da wird das Blut auf Rheumafaktoren untersucht, doch die Werte sind unauffällig. Da werden neue Matratzen gekauft und regelmäßig zu Massagen gegangen, doch die Gelenkschmerzen bleiben. Ich messe essenzielle Nährstoffe im Blut meiner Patienten und gebe gezielte Empfehlungen, ich verbiete leere Kohlenhydrate und verordne Sport. In den allermeisten Fällen verschwinden die Gelenkschmerzen, wenn Betroffene meine Empfehlungen konsequent in die Tat umsetzen.

Ernährung, die Entzündungen reduziert

Bei den allermeisten Gelenkbeschwerden ist das Immunsystem chronisch aktiv, oft hervorgerufen durch falsche Ernährung, durch zu viele Kohlenhydrate und durch Alkohol. Eine Ernährung, deren Großteil aus frisch zubereitetem Gemüse besteht, wirkt hingegen heilend. Zudem sollte sie reich an guten tierischen Proteinquellen sein wie bei Biofleisch, Bioeiern, Biomilchprodukten und Wild. Außerdem dürfen gesunde Fette und Öle nicht fehlen wie Kokosfett, Biobutter und Olivenöl. Auch Nüsse und Samen sowie viele Kräuter heilen Entzündungsreaktionen.

Antioxidantien gegen Entzündungen

Es gibt bestimmte Nährstoffe, die freie Radikale binden und somit chronische Entzündungsreaktionen heilen. Zu ihnen zählen die Vitamine A, C, E sowie die B-Vitamine, Vitamin D zusammen mit Vitamin K_2, die Omega-3-Fettsäuren EPA und DHA sowie Glutathion. Glutathion ist das stärkste Antioxidans. Der Körper stellt es selbst aus den Aminosäuren Glutaminsäure, Cystein und Glycin her – wenn er denn damit ausreichend versorgt ist.

Proteine für neues Gewebe

Die Grundstruktur von Sehnen und Bändern bis hin zur Muskulatur sind Proteine. Daher heilt eine Ernährung, die reich an guten Proteinen sowie Proteinshakes ist. Für Sehnen, Bänder und Knorpel sind die Aminosäuren Prolin, Lysin und Glycin besonders wichtig. Die Muskulatur profitiert vor allem von den verzweigtkettigen Aminosäuren Leucin, Isoleucin und Valin.

Normalgewicht

Übergewicht, auch leichtes Übergewicht, führt häufig zu Gelenkschmerzen, daher ist Normalgewicht ein Muss.

Körperliche Aktivität

Bewegungsmangel führt wie eine an Kohlenhydraten reiche Ernährung zu chronischen Entzündungsreaktionen. An Bewegungsmangel leidet heute ein Großteil der Bevölkerung, auch viele Normalgewichtige. Durch Laufen und Kraftübungen wird die Muskulatur gestärkt und die Krafteinwirkung auf die Gelenkknorpel reduziert. Damit verschwinden meist auch die Schmerzen. Stretching, also das Dehnen der Muskulatur, ist ebenfalls wichtig, da verkürzte oder verspannte Muskelstränge ebenfalls zu Gelenkschmerzen führen können.

Entspannt denken

Stress führt zu Muskelverspannungen und die können wiederum Gelenkschmerzen verursachen. Typisch sind Kreuz-, Schulter- oder Nackenschmerzen. Dehnübungen und Massagen können kurzzeitige Entlastung bringen, aber sie beheben nicht das ursächliche Problem. Für viele ist es daher wichtig, ihre Gedanken zu verändern. Denn Gefühlen wie Stress liegen Gedanken zugrunde. Was Sie denken, hängt jedoch von Ihnen ab. Sie können Ihre Gedanken so trainieren, dass Sie auch in den turbulentesten Zeiten gelassen reagieren. Dann verspannt sich auch Ihre Muskulatur nicht mehr.

PRAXISTIPP

Nährstoffmängel erkennen

Bei Gelenkschmerzen sind folgende Untersuchungen besonders wichtig:

- Vitamine A, E, D, B_1, B_6, B_{12} und Folsäure
- Mineralstoffe: Magnesium, Ferritin, Selen, Kupfer, Kalzium, Phosphat, Zink, Natrium, Kalium
- Essenzielle Aminosäuren: Leucin, Isoleucin, Valin, Methionin, Lysin, Phenylalanin, Tryptophan, Threonin und Arginin
- Omega-3-Index

TIPP 16

Nie wieder Rücken

Es gibt viele Gründe für Rückenschmerzen, doch in den allermeisten Fällen entstehen die Schmerzen aufgrund von Muskelverspannungen, falscher Körperhaltung, Bewegungsmangel und Übergewicht. Für Ihre Heilung müssen Sie daher nicht zum Arzt gehen, denn er kann die genannten Ursachen nicht beseitigen, das können nur Sie!

Sitzen ist das Hauptproblem

Viele Menschen sitzen zu viel. Sie sitzen im Auto, sie sitzen am Schreibtisch, sie sitzen in der U-Bahn, sie sitzen auf dem Sofa. Wer im Büro arbeitet, sitzt häufig 11,5 Stunden pro Tag. Die meisten schlafen außerdem in einer Sitzposition. Sie schlafen zwar nicht im Sitzen, aber sie schlafen in der Seitenlage mit angezogenen Beinen. Das entspricht genau der Körperhaltung, die beim Sitzen eingenommen wird. Somit kommen noch einmal sechs bis acht Stunden mit gleicher Körperhaltung hinzu. Der Mensch ist aber nicht zum Sitzen gemacht. Er ist zum Gehen, zum Laufen, zum Klettern und für viele weitere Bewegungen gemacht. Diese Bewegungen beugen Verspannungen vor, denn damit die Muskulatur flexibel bleibt, muss sie sich ständig in unterschiedliche Richtungen strecken und zusammenziehen. All das fehlt, wenn man den Großteil des Tages und der Nacht im Sitzen verbringt.

Sitzen verkürzt die Muskulatur

Das immer gleiche, unnatürliche Sitzen führt zur Verkürzung eines wichtigen Muskels, des Hüftbeugers. Genauer genommen handelt es sich um zwei verschiedene Muskelstränge, die zusammenfassend als Hüftbeuger bezeichnet werden. Der eine entspringt an den Wirbeln der Lendenwirbelsäule und zieht durch das Hüftgelenk bis an den Oberschenkelknochen. Der zweite Muskelstrang entspringt an der Innenseite des Beckens und setzt ebenfalls am Oberschenkelknochen an. Durch das ständige Sitzen verkürzen diese Muskelstränge. Sie sind dann immer zusammengezogen. Um aufrecht zu stehen und zu gehen, muss der Hüftbeuger jedoch lockerlassen können. Das kann er aber nicht mehr, wenn er verkürzt ist. Damit man trotzdem aufrecht steht, wird automatisch eine andere Muskelgruppe aktiv, die Rückenstrecker. Sie ziehen sich vor allem vom Becken und den Lendenwirbeln zu den Rippenbögen des Rückens. Die Rückenstrecker wirken dem zusammengezogenen Hüftbeuger entgegen, indem sie sich besonders stark anspannen. Es kommt zu einer Art kräftezehrendem Tauziehen zwischen den beiden Muskelgruppen. Weil nun sowohl Hüftbeuger als auch Rückenstrecker angespannt sind, erhöht sich der Druck auf die Bandscheiben der Wirbelsäule. Das schmerzt.

Von der Verspannung zum Hexenschuss

Neben dem ständigen Sitzen verursacht eine falsche Körperhaltung ähnliche Verspannungen. Übergewicht, besonders das Fett am Bauch, erhöht ebenfalls den Druck auf die Bandscheiben und lässt die Muskulatur verspannen. Wenn die Verspannungen aufgrund langen Sitzens, falscher Haltung, Übergewicht oder einer Mischung aus allem anhalten und es dann zu einer falschen Bewegung kommt, ist der Hexenschuss da. Wird ein dauerhaft verspannter Rücken kalt, kann es ebenfalls zum Hexenschuss kommen. In der Medizin wird von einer Lumbago oder Lumbalgie gesprochen. Jede Bewegung führt zu höllischen Schmerzen. Normalen Rückenschmerzen und einem Hexenschuss können Sie vorbeugen, indem Sie Ihre Hüftbeuger und Rückenstrecker dehnen.[15] Im Internet finden Sie viele Anleitungen dazu.

Ob Ihre Schmerzen aufgrund von Verspannungen entstehen oder einen anderen Auslöser haben, können Sie schnell feststellen. Legen Sie sich für 20 bis 30 Minuten in ein angenehm heißes Bad. Lassen daraufhin Ihre Schmerzen nach, leiden Sie an Verspannungen. Diese können nur Sie allein heilen, und zwar mit Normalgewicht, durch eine aufrechte Körperhaltung und durch Dehnübungen.

Selbst-Check

Beuge ich Rückenschmerzen ausreichend vor?

Ich treibe mehrmals wöchentlich Sport.	j	n
Ich achte beim Gehen auf eine aufrechte Körperhaltung.	j	n
Ich sitze häufiger aufrecht auf Stühlen, ohne mich dabei anzulehnen.	j	n
Ich halte meinen Rücken warm.	j	n
Ich trage größtenteils flache Schuhe.	j	n
Ich laufe häufig barfuß oder trage in Innenräumen häufig nur Socken.	j	n
Ich habe einen flachen Bauch.	j	n
Ich dehne die Muskulatur des Hüftbeugers mehrmals wöchentlich.	j	n
Ich dehne die Muskulatur der Rückenstrecker mehrmals wöchentlich.	j	n

Je häufiger Sie mit Ja geantwortet haben, umso mehr beugen Sie Rückenschmerzen vor. Sollten Sie derzeit an Rückenschmerzen leiden und nicht alle Punkte mit Ja beantwortet haben, wissen Sie nun, was zu tun ist.

TIPP **17**

Arthrose ohne Schmerzen

Bei Schäden an den Gelenkknorpeln spricht man von Arthrose. In der Schulmedizin wird davon ausgegangen, dass der Verschleiß des Knorpels zu Schmerzen führt. Häufig betroffen sind Knie, Hüfte, Schulter, Finger- und Zehen- sowie die Sprunggelenke. Allerdings gibt es im Knorpel keine Schmerzrezeptoren. Der Schmerz muss somit auf eine andere Weise entstehen.

Schwache Muskulatur

Seit Jahren predige ich: »Kraft nimmt Schmerz«, so auch vermeintliche Arthroseschmerzen. 2015 sind Wissenschaftler aus Japan genau dieser Frage auf den Grund gegangen. Sie untersuchten 2152 Personen, die an Arthrose im Knie litten. Der Zustand des Knorpels wurde anhand von Röntgenaufnahmen festgestellt, außerdem wurde die Muskelkraft verschiedener Muskelgruppen im Bein gemessen. Darüber hinaus bewerteten die Patienten ihre Schmerzen anhand einer etablierten Skala. Das Ergebnis war eindeutig: Je besser die Muskulatur, umso weniger Knieschmerzen. Der Quadrizeps, das ist der vordere, vierköpfige Oberschenkelmuskel, ist dabei besonders wichtig. Der Zusammenhang von Muskelschwäche und Schmerzen trat unabhängig vom Grad des Knorpelverschleißes auf.[16] Das heißt: Nicht der geschädigte Knorpel verursacht die Schmerzen, sondern die fehlende Muskulatur.

Verspannte Muskeln und Sehnen

Neben einer zu schwachen Muskulatur führen auch Verspannungen in Muskeln und Sehnen zu Knieschmerzen. Außerdem erhöhen die Verspannungen den Verschleiß des Knorpels, denn er wird dadurch dauerhaft zusammengedrückt. Im *Journal for Nurse Practitioners,* einer Fachzeitschrift für Pflegeberufe, wird zu Dehnübungen geraten, wenn Patienten unter Knie- oder Hüftschmerzen leiden.[17]

Übergewicht

Viele Patienten mit einer Arthrosediagnose haben Übergewicht. Das Gewicht drückt in einer ungesunden Weise auf die gesamte Struktur des Gelenkes. Übergewichtige bewegen sich zudem meist zu wenig, die Muskulatur nimmt ab und wird unflexibel. Dann ist der Schmerz da.

Heilung durch Eigenverantwortung

Orthopäden raten bei Arthrose oft: Schonen Sie sich. Wer sich jedoch noch weniger bewegt, wird weiter Kraft verlieren. Außerdem braucht der Knorpel Nährstoffe. Da sich keine Blutgefäße durch ihn ziehen, erfolgt die Nährstoffversorgung über größere Distanzen. Sie funktioniert aber nur optimal, wenn Gelenke viel bewegt werden. Daher hilft Schonen nicht, es verschlimmert die Situation stattdessen.

Bei starken Schmerzen empfehlen Orthopäden sogar eine Operation, bei der die Gelenkknorpel geglättet werden. Nennt sich Lavage und Debridement. Laut einer Studie aus Kanada bringen diese Operationen überhaupt nichts. Sie untersuchten 172 Patientinnen mit schwerer oder mittelschwerer Arthrose. Per Zufall wurden sie in zwei Gruppen aufgeteilt. Die einen wurden operiert, die anderen nicht. Alle Teilnehmerinnen nahmen an der gleichen Physiotherapie teil, die einmal wöchentlich über einen Zeitraum von drei Monaten stattfand. Außerdem sollten die Patientinnen zu Hause weiter trainieren. Hierzu mussten sie zweimal täglich Übungen absolvieren. An den Tagen, an denen sie zur Physiotherapie gingen, sollten sie nur einmal trainieren. Nach zwei Jahren war kein Unterschied feststellbar. Durchschnittlich ging es den Frauen, die nur trainierten, genauso gut wie denen, an deren Knorpeln rumgeschnippelt wurde. Sie können sich somit einen solchen Eingriff sparen. Insbesondere weil jede Operation mit großen Risiken einhergeht, die mit der ursprünglichen Erkrankung gar nichts zu tun haben. Bauen Sie stattdessen lieber Ihre Muskulatur auf und dehnen Sie sich täglich.

Die Studien, die ich zitiert habe, beziehen sich auf Arthrose im Knie. Das Gleiche gilt für jedes andere Gelenk, ob Hüfte, Schulter, Fuß- oder Fingergelenk.

TIPP 18

Arthritis die Entzündung nehmen

Rheumatoide Arthritis, oder umgangssprachlich einfach Rheuma genannt, ist eine entzündliche Gelenkerkrankung, die schubweise verläuft. Vor allem Finger und Hände sind geschwollen und schmerzen. Im fortgeschrittenen Stadium treten Deformationen auf. Neben den Händen können auch die Füße und größere Gelenke wie Knie und Ellbogen betroffen sein. In der Schulmedizin gilt rheumatoide Arthritis als nicht heilbar. Ich erlebe in meiner Praxis genau das Gegenteil.

Das Immunsystem ist krank

Rheumatoide Arthritis ist eine Autoimmunerkrankung. Zellen des Immunsystems greifen körpereigene Zellen an. Ein gesundes Immunsystem tut so etwas nicht, es bekämpft ausschließlich Eindringlinge, Fremdkörper oder kranke sowie tote Zellen. Ein gesundes Immunsystem kann zwischen körpereigenen gesunden Zellen und körperfremden oder kranken Zellen unterscheiden. Ist das Immunsystem jedoch selbst erkrankt, wie es bei Autoimmunerkrankungen der Fall ist, dann unterscheidet es nicht mehr richtig zwischen körpereigenen Zellen und fremden. Es greift gesunde Zellen einer bestimmten Gewebeart an. Bei der rheumatoiden Arthritis sind es die Gelenke.

Es gibt kein genetisch bedingtes Rheuma

Vielen Patienten wird erklärt, dass Rheuma genetisch bedingt ist, daraufhin wird der genetische Rheumafaktor untersucht. Ist er erhöht, scheint der Fall klar zu sein. Rheuma hatte schon die Großmutter, von der hat man es geerbt, da kann man nichts machen. Ich beobachte etwas ganz anderes. Wenn meine Patienten ihr Leben umstellen, wenn sie auf leere Kohlenhydrate verzichten sowie viel Gemüse und gesundes Fleisch essen und sich mit Proteinshakes stärken, wenn sie alle Stoffe einnehmen, die ihnen fehlen, und Sport treiben, verschwindet die unheilbare Autoimmunerkrankung und auch der genetische Rheumafaktor sinkt. Daher kann er nicht genetisch sein. Denn wäre er genetisch bedingt, dann würde er trotz Lebensstilveränderungen erhöht bleiben. Tut er aber nicht. Somit ist er nicht genetisch, sondern epigenetisch bedingt. Epigenetik ist die äußere Steuerung der Gene. Ob ein Gen aktiv ist oder nicht, hängt nicht vom Gen selbst ab, sondern davon, ob es an- oder ausgeschaltet ist. Zwischen an und aus sind viele Zwischenstufen möglich, von minimal aktiv bis hin zu überaktiv. In vielen Studien wurden epigenetische Veränderungen bei Patienten mit rheumatoider Arthritis festgestellt.[18]

Nährstoffe für das Immunsystem

Damit die krankmachenden Genaktivitäten aufhören und das Immunsystem wieder gesund wird, braucht es etliche Nährstoffe. Die Omega-3-Fettsäuren EPA und DHA wirken entzündungshemmend, sie reduzieren somit die fehlgeleitete Aktivität des Immunsystems. Vielen Menschen mangelt es jedoch an den beiden Omega-3-Fettsäuren. Die Botenstoffe des Immunsystems bestehen aus Proteinen, daher ist eine gute Versorgung mit Proteinen einer der Schlüsselfaktoren bei der Heilung von Autoimmunerkrankungen. Ob Sie gut mit Proteinen versorgt sind, können Sie messen lassen. Fragen Sie nach der Untersuchung des Gesamteiweißes. Ihr Wert sollte über 7,7 g/dl liegen. Neben dem Gesamteiweiß ist die Versorgung mit allen essenziellen Aminosäuren wichtig. Ihre Werte sollten im oberen Bereich liegen. Damit das Immunsystem gesund wird, braucht es eine Reihe weiterer Stoffe wie Vitamine, allen voran Vitamin D, C und E sowie Mineralstoffe von Zink über Magnesium bis hin zu Bor. Außerdem wirkt Sport entzündungshemmend. Leere Kohlenhydrate fachen hingegen Entzündungen an und sollten daher rigoros gestrichen werden.

Gezielt Nährstofflücken füllen

Meine Patienten mit rheumatoider Arthritis weisen häufig ganz unterschiedliche Nährstoffmängel auf, daher ist eine umfangreiche Blutanalyse unumgänglich, wenn Sie an Rheuma leiden. Die Vitamine A, E,

D, K, die B-Vitamine, der Omega-3-Index, die Mineralstoffe Jod, Magnesium, Selen, Zink, Kalzium, Kalium, Natrium, Phosphor, Chrom, Kupfer, Mangan und Molybdän, die Eisenwerte, der Homocysteinspiegel, das Gesamteiweiß sowie die essenziellen Aminosäuren sollten untersucht werden. Mängel müssen mit einer Ernährung reich an gesunden Fetten, Proteinen und Gemüse sowie Nahrungsergänzungsmitteln gefüllt werden.

Bor ist entscheidend

Wenn Sie an rheumatoider Arthritis leiden, sollten Sie neben Ihren Aminosäuren, Fettsäuren, den wichtigsten Mineralstoffen, den Vitaminen A, D, K, E und den B-Vitaminen auch Ihren Borwert untersuchen lassen. Denn Patienten mit Rheuma haben häufig geringe Borwerte. Dazu tritt Arthritis seltener auf, wenn im Boden mehr Bor vorkommt und somit in höherer Konzentration mit der Nahrung aufgenommen wird. Es gibt auch eine Studie zur Wirksamkeit von Bor bei Arthritis. Hierzu erhielt die eine Hälfte der Studienteilnehmer 6 Milligramm Bor am Tag und die andere ein Placebo. Bei 50 Prozent der Patienten, die Bor einnahmen, ließen die Beschwerden nach.[19]

TIPP **19**

Was tun bei Morbus Bechterew?

Morbus Bechterew gehört zu den rheumatischen Erkrankungen, sie zeigt sich vor allem durch Rückenschmerzen im Lendenwirbelbereich. Wenn die Erkrankung weiter fortschreitet, verknöchert die Wirbelsäule aufgrund einer Autoimmunreaktion. In der Medizin wird die Erkrankung auch Spondylitis ankylosans genannt, was so viel bedeutet wie »versteifende Wirbelsäulenerkrankung«. In der Schulmedizin gilt sie als nicht heilbar, wobei die medizinische Forschung schon viel weiter ist.

Die Krankheit beginnt im Darm

Viele Patienten mit Morbus Bechterew weisen eine genetische Veränderung an einem bestimmten Gen auf. Aber nicht jeder, der diese Veränderung hat, erkrankt. Entscheidend sind weitere Faktoren, die hinzukommen müssen. Neben der Genvariante weisen Betroffene eine Veränderung in ihrer Darmflora auf. Der Anteil der Bakterienart *Klebsiella pneumoniae* ist besonders hoch. In einigen Studien wird davon ausgegangen, dass das Immunsystem gegen *Klebsiella* kämpft. Das tut es, indem es bestimmte Oberflächenstrukturen der Bakterien erkennt. Daraufhin werden alle Zellen mit dieser spezifischen Oberflächenstruktur angegriffen. Menschen mit der genannten Genvariante haben körpereigene Zellen im Bereich der Wirbelsäule, deren Oberfläche eine ähnliche Komponente aufweist wie die der Bakterien. Daher bekämpft das Immunsystem auch diese Zellen. Die Autoimmunreaktion ist da. Das Immunsystem verwechselt Zellen der Wirbelsäule mit den schädlichen Bakterien im Darm.[20]

Stärkehaltige Lebensmittel streichen

Gegen *Klebsiella pneumoniae* kann man ganz einfach etwas tun. Diese Bakterienart lebt vor allem von Kohlenhydraten, genauer von Stärke. Daher sollte jeder, der an Morbus Bechterew leidet, keine Getreideprodukte und keinen Reis essen und auch Gemüsearten meiden, die viel Stärke enthalten. Dazu gehören Kartoffeln, Pastinaken, Rote Beten, Süßkartoffeln und Mais. Auch Hülsenfrüchte wie Bohnen, Erbsen, Kichererbsen und Linsen enthalten viel Stärke und sollten daher aus der Ernährung gestrichen werden.

Die Autoimmunreaktion verschwindet

Wenn das Immunsystem nicht mehr gegen die Bakterien im Darm kämpft, lässt auch der Kampf gegen die körpereigenen Strukturen nach. Ganz aufhören wird er, wenn zusätzlich das Immunsystem gestärkt wird. Dann ist es egal, ob man zu den Menschen mit der speziellen Genvariation gehört oder nicht.

Wissenschaftler in London sind dem Zusammenhang zwischen stärkehaltiger Ernährung und Morbus-Bechterew-Symptomen auf den Grund gegangen. Sie untersuchten die Autoimmunreaktion von 36 Patienten über einen Zeitraum von 18 Monaten. In den ersten neun Monaten ernährten sich die Patienten wie gewohnt. Es zeigte sich keine Veränderung in der Autoimmunreaktion wie in ihren Beschwerden. Während der zweiten Studienhälfte aßen die Patienten kein Brot, keine Nudeln, keine Kartoffeln, keinen Reis, kein Müsli, keine Cornflakes und auch keinen Kuchen. Die Autoimmunreaktion ließ messbar nach. Zudem berichteten die Patienten über weniger Schmerzen.[21]

Mit Omega 3 das Immunsystem stärken

Bei rheumatischen Erkrankungen empfehle ich neben No Carb die Omega-3-Fettsäuren EPA und DHA in sehr hohen Dosen. Die Fettsäuren wirken entzündungshemmend, das ist bei Rheuma essenziell.

Auch dieser Effekt wurde bereits wissenschaftlich untersucht, in einer Studie, die mir sehr gut gefällt, obwohl die Anzahl der Teilnehmer nur gering ist. Aber zumindest wurde mit einer Dosis gearbeitet, die auch ich als heilend erachte. Im Gegensatz zu vielen anderen Studien, in denen Wissenschaftler Vitamine oder Mineralstoffe in zu geringen Mengen verabreichten und dann zu dem Ergebnis kamen, dass sie nicht helfen. Zurück zur Studie:

In Schweden nahmen 24 Patienten mit Morbus Bechterew daran teil. Die eine Hälfte nahm täglich 1,95 Gramm Omega 3 ein, die andere 4,55 Gramm. Nach 21 Wochen zeigten die Patienten der Gruppe mit der hohen Dosis signifikant weniger Krankheitssymptome. In der Gruppe mit der niedrigen Dosis kam es nicht zu diesen Verbesserungen.[22] Ich rate Rheumapatienten zu mindestens 6 Gramm Omega 3 pro Tag, aufgrund meiner 25-jährigen Erfahrung.

PRAXISTIPP

Morbus Bechterew heilen

- Verzichten Sie auf alle Getreideprodukte und Zucker. Verzichten Sie außerdem auf stärkehaltiges Gemüse und stärkehaltige Hülsenfrüchte.
- Stärken Sie Ihr Immunsystem durch den Verzehr von Proteinen.
- Heilen Sie Ihren Darm, indem Sie große Mengen an nichtstärkehaltigem Gemüse essen.
- Nehmen Sie zur Stärkung Ihres Immunsystems täglich:
  - 3 g Vitamin C
  - 25–50 mg Zink
  - 200 µg Selen
  - 200 I. E. Vitamin E
  - 5000 I. E. Vitamin D zusammen mit 200 µg Vitamin K2
  - 6 Gramm Omega 3
- Lassen Sie Ihr Blut untersuchen und füllen Sie Ihre individuellen Mängel gezielt auf.

TIPP 20

Starke Mitochondrien gegen Fibromyalgie

Fibromyalgie bedeutet Faser-Muskel-Schmerzen, manchmal wird auch von Weichteilrheuma gesprochen. Betroffene leiden an chronischen, diffusen Schmerzen, meist im Nacken, im mittleren Rücken und in Armen und Beinen. Der Schmerz wird häufig als tiefer Muskelschmerz beschrieben. Hinzu kommen meist Erschöpfung, Konzentrations- und Schlafprobleme. Außerdem kann es zu Steifigkeit, Brennen, Klopfen, Taubheitsgefühlen, Kribbeln und Gelenkschwellungen kommen. Viele Patienten leiden zudem unter Migräne, Reizdarmsymptomen und Verdauungsstörungen. Auch kann es zur Überempfindlichkeit auf Reize wie Gerüche, Lärm oder Licht kommen. In der Schulmedizin gilt Fibromyalgie als nicht heilbar. Doch auch hierzu gibt es wissenschaftliche Erkenntnisse, die das widerlegen.

Energiemangel aufgrund von oxidativem Stress

In vielen Studien wurde mittlerweile festgestellt, dass Personen, die an Fibromyalgie leiden, erhöhten oxidativen Stress und chronische Entzündungsreaktionen aufweisen. Weiterhin sind ihre Mitochondrien geschädigt. Das sind Untereinheiten, die in jeder Zelle tausendfach vorkommen. In ihnen wird Energie hergestellt. Wenn sie nicht richtig funktionieren, fehlt jeder Zelle Energie. Dann fährt jede Zelle ihre Abläufe herunter. Nichts funktioniert mehr richtig, und genau so fühlen sich Betroffene oft.

Je mehr freie Radikale, umso stärker die Entzündung

In Spanien untersuchten Wissenschaftler 30 Frauen mit der Diagnose Fibromyalgie und 20 gesunde. Die Zellen der erkrankten Probandinnen wiesen hohe Konzentrationen mitochondrialer freier Radikale auf, sie führen zu oxidativem Stress. Zudem zeigten die kranken Frauen erhöhte Entzündungswerte. Je mehr freie Radikale die Wissenschaftler in den

Zellen feststellten, umso höher fielen die Entzündungswerte aus. Außerdem litten die kranken Frauen an einem Mangel am Coenzym Q_{10}. Das wird jedoch für die Herstellung von Energiemolekülen benötigt. Auch hier konnte eine Korrelation festgestellt werden: Je mehr freie Radikale und je höher die Entzündungswerte, umso niedriger war die Q_{10}-Konzentration.[23]

Freie Radikale beschädigen Mitochondrien

In den Mitochondrien entsteht oxidativer Stress, wenn sie aus Kohlenhydraten Energie herstellen. Mitochondrien können auch aus Fettsäuren Energie herstellen, aber solange Kohlenhydrate zur Verfügung stehen, nehmen sie diese. Wenn sie Kohlenhydrate verstoffwechseln, entsteht nicht nur schneller Energie als bei Fettsäuren, sondern es bilden sich auch viel mehr freie Radikale. Die Partikel heißen so, weil ihnen ein Elektron fehlt. Damit ihre Elektronenhülle wieder komplett wird, klauen sie Elektronen von allen Substanzen, mit denen sie in Kontakt kommen. Von Enzymen, von Bestandteilen der Zellmembran, auch aus der Membran der Mitochondrien. Freie Radikale richten große Schäden an.

No Carb und Sport wirken heilend

Um die Bildung neuer freier Radikale zu unterbinden und damit Fibromyalgie zu heilen, ist der Verzicht auf Kohlenhydrate unabdingbar. Das heißt kein Brot, keine Kartoffeln, keine Nudeln und vor allem keinen Kuchen. Neue Mitochondrien bilden sich durch Sport, durch Anstrengung. Am besten eignet sich eine Kombination aus Ausdauer- und Kraftsport.

Energie dank Coenzym Q10

Wie in der Studie aus Spanien festgestellt wurde, hatten die Frauen, die an Fibromyalgie litten, sehr niedrige Coenzym-Q_{10}-Werte. Damit es sich in gesunden Mengen bildet, müssen nicht nur die Konzentration freier Radikale sowie Entzündungsreaktionen abnehmen, sondern auch die richtigen Baumaterialien für die Herstellung von Q_{10} vorhanden sein. Welche das sind, erfahren Sie in Tipp 38.

TIPP 21

Bandscheiben stärken

Ein Bandscheibenvorfall entsteht meist durch Degeneration und mangelnde Muskulatur. Vor allem Bewegungs- und Nährstoffmängel, Übergewicht und zu viele Kohlenhydrate führen zu den degenerativen Veränderungen. Hebt man dann die schwere Wasserkiste aus dem Auto, kann das den Rest geben. Dann ist der Bandscheibenvorfall da. Immer häufiger auftretende Hexenschüsse sind übrigens Vorboten von Bandscheibenvorfällen.

Bandscheiben brauchen Bewegung

Bandscheiben haben einen gallertartigen Kern, der von einem Knorpelfaserring umschlossen ist. Der Ring enthält ein Netz aus Kollagenfasern. Dieses Netz gibt der Bandscheibe ihre Form. Die Knorpelzellen sind in das Netz aus Kollagenfasern eingelagert. Sie sind für die ständige Bildung neuer Kollagenfasern verantwortlich. Zudem befinden sich Glykosaminoglykane in dem Netz. Sie sorgen dafür, dass der Knorpelfaserring Wasser speichern kann. Das Wasser braucht die Bandscheibe für ihre Elastizität. Nur so kann sie als eine Art Stoßdämpfer wirken. Bandscheiben haben keine eigenen Blutgefäße, sie werden über die Gelenkflüssigkeit mit Nährstoffen versorgt. Doch der Nährstoffaustausch funktioniert nur bei Bewegung. Während der Wechselbelastung, wie sie beispielsweise beim Gehen oder Laufen erfolgt, gelangt die nährstoffreiche Flüssigkeit in die Bandscheiben. Bei der Belastung wird Flüssigkeit aus der Bandscheibe herausgedrückt, bei der Entlastung saugt sie sich mit Gelenkflüssigkeit samt neuer Nährstoffe voll. Wenn man jedoch stundenlang sitzt, kommt es zu einer anhaltenden Belastung. Flüssigkeit wird zwar herausgedrückt, aber die Bandscheiben nehmen keine neue auf, sie verhungern regelrecht. Daraufhin nimmt die Bildung neuer Kollagenfasern wie auch der Glykosaminoglykane ab. Selbst die Anzahl an Knorpelzellen verringert sich. Der Knorpel verliert an Haltbarkeit und Elastizität.

Hoher Blutzucker lässt Knorpelzellen sterben

Koreanische Wissenschaftler haben den Einfluss hoher Blutzuckerwerte auf den Verlust von Zellen in den Bandscheiben an Ratten untersucht. Hierzu verglichen sie die Zusammensetzung der Bandscheiben von Ratten mit und ohne Diabetes. In den Bandscheiben der Ratten mit Diabetes starben signifikant mehr Zellen ab als in den Bandscheiben der gesunden Ratten. Die Degeneration der Bandscheiben war dadurch wesentlich erhöht.[24] Ich vermute, dass der Effekt in etwas geringerem Ausmaß bereits bei leicht erhöhten Blutzuckerspiegeln eintritt. Für einen leichten, begrenzten Anstieg des Blutzuckerspiegels reicht eine Portion Pasta samt Nachspeise oder ein Stück Kuchen. Zucker ist ein Zellgift. Er tötet Zellen der Blutgefäße, das wurde bereits in wissenschaftlichen Studien nachgewiesen. Zucker gelangt über das Blut und die Gelenkflüssigkeit auch in die Bandscheiben. Kein Wunder, dass dort Knorpelzellen ebenfalls durch Zucker sterben.

Vom Vorschaden zum Bandscheibenvorfall

Ist der Knorpelring vorgeschädigt, kann ihn eine ruckhafte Bewegung, wie beim falschen Heben, zum Reißen bringen. Der innen liegende Gallertkern tritt daraufhin aus. Damit kann er auf die am Rückenmark liegenden Nerven drücken. Manchmal rutschen auch abgelöste Teile des Gallertkerns in den Wirbelkanal. In beiden Fällen kommt es zu Schmerzen oder Gefühlsstörungen. Die Symptome vergehen bei 90 Prozent der Bandscheibenvorfälle durch Wärmebehandlungen, Physiotherapie und Muskelaufbau. Treten jedoch Lähmungen in Füßen, Beinen oder Armen auf, muss schnell gehandelt und oft operiert werden. In so einem Fall sollten Sie sofort einen Arzt aufsuchen.

Bandscheibenvorfälle: vorbeugen oder kurieren

Damit Sie keinen Bandscheibenvorfall erleiden, können Sie viele vorbeugende Maßnahmen treffen. Dadurch schützen Sie sich nicht nur vor den heftigen Rückenschmerzen, die durch einen Bandscheibenvorfall auftreten können, Ihre Lebensfreude wird ebenfalls zunehmen. Sollten Sie bereits einen Bandscheibenvorfall erlitten haben, werden Ihnen die gleichen Maßnahmen bei Ihrer Heilung und dem Vorbeugen eines weiteren Vorfalls helfen.

Bewegung ist das Wichtigste: Laufen ist eine der besten Bewegungen zur Erhöhung der Nährstoffversorgung der Bandscheiben.

Kräftiges Kollagennetz: Versorgen Sie sich mit den Nährstoffen, die für den Aufbau von Kollagenfasern nötig sind. Siehe Tipp 3.

Die Synthese von Glykosaminoglykanen erhöhen: Das Baumaterial für die Glykosaminoglykane stellt der Körper selbst her. Jedoch braucht er Schwefel, um sie vollständig herstellen zu können. An Schwefel mangelt es vielen Menschen. Besonders Vegetarier und Veganer sind davon betroffen, da tierische Produkte mehr Schwefel enthalten als pflanzliche. Die Synthese von Glykosaminoglykanen nimmt zudem zu, wenn viel Gemüse verzehrt wird. Der Grund dafür ist noch nicht bekannt. Sekundäre Pflanzenstoffe werden in Erwägung gezogen.

Starke Rücken- und Bauchmuskulatur: Eine gute Muskulatur vermindert die Stöße, die auf die Wirbelsäule wirken. Dadurch werden die Bandscheiben zwar noch belastet, was für ihre Nährstoffzufuhr wichtig ist, aber nicht überlastet.

Viel trinken: Flüssigkeit ist ebenfalls wichtig für die Gesundheit der Bandscheiben. Denn nur wenn Sie viel trinken, kann viel Flüssigkeit in die Bandscheiben gelangen.

Zusätzliches Omega 3: Die Membranen der Knorpelzellen brauchen Omega-3-Fettsäuren, damit sie sowohl stabil als auch flexibel sind. Alle meine Patienten, die nicht zusätzlich Omega 3 einnahmen, haben einen zu niedrigen Omega-3-Index. Daher rate ich jedem zu mindestens 2 Gramm Omega 3 in Form von EPA und DHA pro Tag.

Selbst-Check

Wie sehr stärke ich meine Bandscheiben?

	j	n
Ich gehe mehrmals wöchentlich laufen.	j	n
Ich absolviere mehrmals wöchentlich Kraftübungen für Rücken und Bauch.	j	n
Ich dehne meine Rücken-, Bauch- und Gesäßmuskulatur mehrmals wöchentlich.	j	n
Ich esse täglich tierische Produkte.	j	n
Ich esse viel Gemüse.	j	n
Ich konsumiere mehrere Liter zuckerfreie und alkoholfreie Getränke täglich.	j	n
Ich verzichte auf leere Kohlenhydrate.	j	n
Ich nehme Omega 3 als Nahrungsergänzungsmittel ein.	j	n
Ich vermeide rückenbelastende Hebebewegungen.	j	n

Je häufiger Sie mit Ja geantwortet haben, umso besser sorgen Sie für Ihre Bandscheiben.

TIPP **22**

Schluss mit Sehnenscheidenentzündungen

Sehnen verlaufen in sogenannten Sehnenscheiden, das sind hüllenartige Strukturen, die die Sehne umkleiden. Sie sind mit Gelenkschmiere gefüllt und schützen die Sehne vor Reibungen mit benachbartem Gewebe wie Bänder und Knochen.

Überlastungen führen meist zu den Entzündungen

Am häufigsten treten Sehnenscheidenentzündungen in den Armen und den Händen auf. Je nachdem, welche Sehnenscheiden betroffen sind, wird auch vom Tennisarm, Golferellbogen, Schnappfinger und neuerdings auch vom Computermausarm gesprochen. Auslöser ist meist Überlastung. Eine bestimmte Bewegung oder Körperhaltung wird zu lange beibehalten oder in gleicher, monotoner Form durchgeführt. Während der Überlastung kommt es wie beim Muskelkater zu kleinen Rissen. Der Körper leitet die Reparatur ein, damit einher geht eine Entzündungsreaktion, das ist ganz normal. Während der Entzündung schwellen jedoch Sehnen und Sehnenscheiden an. Daraufhin reicht der Flüssigkeitsfilm für die reibungslose Bewegung nicht mehr aus. Teilweise bleibt die Sehne sogar in ihrer Sehnenscheide stecken, das schmerzt.

Dehnen zur Heilung und Prävention

Die Überlastung entsteht aufgrund der immer gleichen Bewegungen. Das führt zu ungesunden Spannungsverhältnissen, die sich auch auf die Sehnen auswirken. Daher helfen Dehnübungen, sowohl bei der Behandlung von Sehnenscheidenentzündungen als auch zur Prävention. Wenn die Überlastung am Arbeitsplatz passiert, ist es natürlich ratsam, ihn möglichst muskel- und sehnenschonend einzurichten. Zum Arbeiten am Computer gibt es spezielle Mousepads sowie Tastaturen mit Handballenauflage. Für viele sind auch flache Tastaturen hilfreich.

Bei Schmerzen möglichst schnell handeln

Hält eine Sehnenscheidenentzündung lange an, wird sie chronisch. Es kommt zu starken Veränderungen im Gewebe. Heilung ist dann immer noch möglich, aber sie dauert länger. Daher sollte man bei den ersten Schmerzen, die bei monotonen Bewegungen auftreten, möglichst schnell mit Gegenmaßnahmen beginnen, vor allem mit dem Dehnen. Außerdem sollten Sie auf leere Kohlenhydrate verzichten, da sie zusätzlich Entzündungen anfachen. Auch sollten Sie alle Nährstoffe zu sich nehmen, die den Aufbau neuer Kollagenfasern unterstützen. Siehe Tipp 3.

PRAXISTIPP

Dehnungen und Entspannung für Arme und Hände

Ausschütteln

Unterbrechen Sie immer wieder Ihre Tätigkeit und schütteln Sie Ihre Hände aus.

Nach innen dehnen

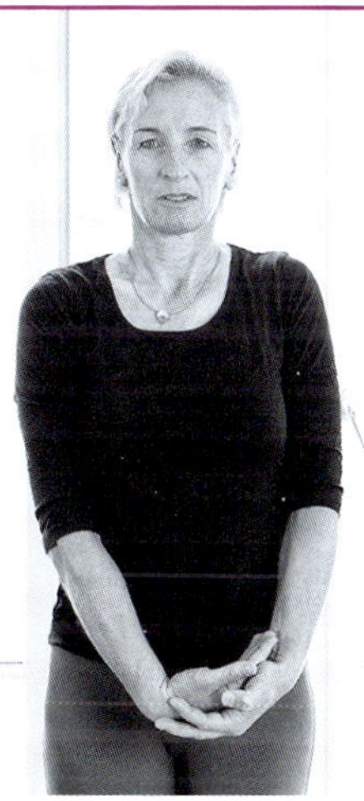

Umfassen Sie mit der rechten Hand die Rückseite Ihrer linken Hand. Halten Sie den Arm gestreckt. Dann drücken Sie die Handinnenfläche in Richtung Unterarm. Halten Sie die Position für ein bis zwei Minuten. Sie sollten eine Spannung verspüren. Führen Sie die gleiche Übung mit der anderen Hand durch.

Nach außen dehnen

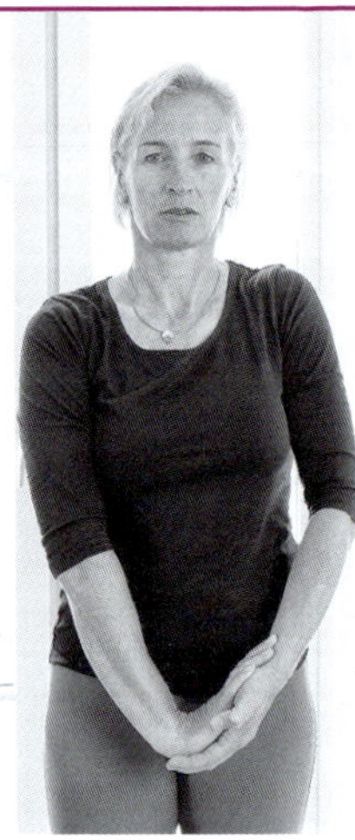

Umfassen Sie mit der rechten Hand die Finger und die Handinnenfläche Ihrer linken Hand. Halten Sie den Arm gestreckt. Drücken Sie die Handrückseite in Richtung Unterarm. Halten Sie die Position für ein bis zwei Minuten. Sie sollten eine Spannung verspüren. Führen Sie die gleiche Übung mit der anderen Hand durch.

Durch Drehung dehnen

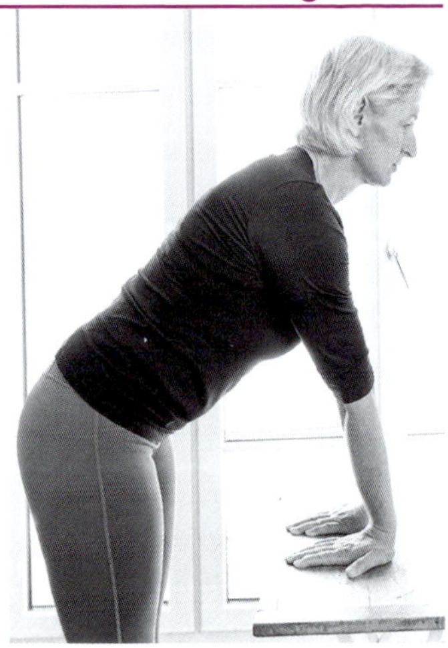

Stellen Sie sich vor Ihren Schreibtisch. Drehen Sie Ihre Hände, sodass die Finger in Richtung Körper zeigen. Legen Sie die Handflächen auf. Lassen Sie die Arme gestreckt. Halten Sie diese Position. Um die Dehnung zu erhöhen, können Sie die durchgestreckten Arme absenken, die Handflächen bleiben weiterhin auf der Tischplatte liegen.

TIPP 23

Tschüss, Krämpfe

Bei Krämpfen bekommt man häufig den Ratschlag: Nimm Magnesium! Das mag in einigen Fällen seine Richtigkeit haben, denn die Muskulatur benötigt Magnesium, um sich nach einer Kontraktion wieder zu entspannen. Aber Krämpfe können viele weitere Ursachen haben.

Nicht nur Magnesiummangel führt zu Krämpfen

Was viele nicht wissen, auch ein Mangel an Kalzium, Kalium und Natrium kann zu Krämpfen führen. Kalium und Natrium werden vor allem für das Übertragen von Nervenimpulsen zum Muskel benötigt, Kalzium ist wie Magnesium direkt an der Kontraktion und der Entspannung der Muskelfasern beteiligt. Zudem steht ein Vitamin-D-Mangel mit Krämpfen in Zusammenhang, weil dadurch die Kalziumaufnahme abnimmt. Fehlt es an den Vitaminen B_1, B_5 und B_6, können ebenfalls vermehrt Muskelkrämpfe auftreten.

Spezielle Krämpfe durch Magnesiummangel

Krampfen die Waden oder andere Muskelgruppen vor allem nachts, ist Magnesiummangel als Auslöser wahrscheinlich, da während dieser Zeit der Magnesiumspiegel abfällt. Treten Krämpfe besonders häufig in stressigen Zeiten auf, ist ebenfalls ein Magnesiummangel wahrscheinlich, da der Körper unter Stress mehr Magnesium verbraucht. Ähnlich reagiert er bei Schlafstörungen, auch das reduziert den Magnesiumspiegel. Insbesondere ältere Menschen leiden an Muskelkrämpfen und auch an Magnesiummangel, da viele ältere Menschen weniger essen und zudem die Aufnahme von Nährstoffen aus dem Darm nachlässt.

Verkürzte Muskeln krampfen

Zudem ist die Muskulatur älterer Menschen häufig verkürzt, sofern sie sich nicht regelmäßig und intensiv dehnen. Auch die Muskelverkürzungen können zu Krämpfen führen, nicht nur bei Älteren, sondern auch bei sportlich Inaktiven, die sich ebenfalls nicht regelmäßig dehnen.

Zu wenig Flüssigkeit und zu wenig Blut

Neben den genannten Nährstoffmängeln kann auch Dehydratation zu Krämpfen führen. Von Dehydratation spricht man, wenn zu wenig Flüssigkeit aufgenommen oder zu viel verloren wird. Mehr dazu in Tipp 39. Hierbei ist zwischen chronischer Dehydration und akuter zu unterscheiden. Vor allem nach anstrengenden Trainingseinheiten kommt es durch das vermehrte Schwitzen zu einer akuten Dehydration. Wer nach dem Sport zu Krämpfen neigt, sollte anstelle von Wasser besser ein Elektrolytgetränk konsumieren, das Natrium, Chlorid, Kalium, Magnesium und Kalzium enthält. Trinkt man hingegen nur Wasser, nimmt zwar die Flüssigkeitsmenge in den Muskelzellen wieder zu, aber die Konzentration der Mineralstoffe kann weiter abfallen, weil sie durch das Wasser verdünnt wird.

Weiterhin kann eine schlechte Durchblutung in den Beinen zu Krämpfen führen. Ihre Durchblutung können Sie einfach und effektiv verbessern, indem Sie laufen gehen. Auch anstrengendes Nordic Walking ist wirkungsvoll.

Krämpfe als Nebenwirkungen

Muskelkrämpfe treten auch als Nebenwirkung vieler Medikamente auf. Typisch sind sie bei Cholesterinsenkern mit dem Wirkstoff Fenofibrat, Mitteln gegen Bluthochdruck wie Betablockern, ACE-Hemmern, Kalziumkanalblockern oder Diuretika, das sind entwässernd wirkende Tabletten. Ebenso tritt ein erhöhtes Risiko für Krämpfe während der Einnahme von hormonellen Verhütungsmitteln oder anderen Hormonpräparaten auf. Sie werden auch hervorgerufen durch Asthmasprays, die den Wirkstoff Salbutamol enthalten, durch die Einnahme oder das Spritzen von Insulin oder während Chemotherapien.

TIPP 24

Muskelkater verstehen

Muskelkater entsteht normalerweise ca. zwölf bis 48 Stunden nach einem Trainingsreiz, der intensiver und länger als vorherige körperliche Anstrengungen war. Daher bekommen Untrainierte eher Muskelkater als Trainierte, zudem kann er viel intensiver sein. In den ersten zwei Tagen ist der Muskelkater am schlimmsten, spätestens nach zehn Tagen sollte er wieder verschwunden sein.

Mikroskopisch kleine Muskelfaserrisse

Muskelkater entsteht durch winzige Muskelfaserrisse, also winzige Verletzungen. Der Körper reagiert mit seinem Reparaturprogramm, dazu lässt er Entzündungsherde entstehen und lagert an den entsprechenden Stellen Wasser ein. Das zusätzliche Wasser führt zu einer leichten Schwellung, die der Grund für die typischen Muskelkaterschmerzen ist. Die von Muskelkater betroffenen Muskelgruppen sind bis zur vollständigen Reparatur schmerzbedingt weniger beweglich und schwächer als sonst.

Laktat führt nicht zu Muskelkater

Lange Zeit ist man davon ausgegangen, dass eine Überproduktion von Milchsäure, auch Laktat genannt, die Schmerzen im Muskel auslöst. Das ist mittlerweile widerlegt. Laktat bildet sich zwar bei starken körperlichen Anstrengungen, aber die Säure wird schnell wieder abgebaut. Nach 20 Minuten ist bereits die Hälfte weg. Muskelkater entsteht jedoch erst Stunden nach der Anstrengung. Zu einem Zeitpunkt, an dem sich der Laktatspiegel längst wieder normalisiert hat.

Muskelkater ist normal

Muskelkater ist für jeden, der ernsthaft Sport treibt, normal. Er zeigt, dass die Trainingsintensität stimmt, da man sich an der Leistungsgrenze befindet. Aber er sollte nicht nach jedem Training entstehen. Insbesondere wenn man am nächsten oder übernächsten Tag gleich wieder Sport treibt, fehlt der Muskulatur die Zeit zur Regeneration. Dann können die winzigen Entzündungsherde des Muskelkaters zu chronischen Entzündungen werden. Ob Sie mit Muskelkater weiter laufen gehen oder weiter Ihre Kraftübungen absolvieren sollten, hängt von der Stärke der Schmerzen ab. Sind sie stark und sind zudem Beweglichkeit und Kraft eingeschränkt, sollten Sie kurz pausieren. Bei leichtem Muskelkater können Sie ruhig weiter trainieren.

Wärme und Dehnen helfen – Massagen schaden

Gegen Muskelkater hilft Wärme wie warme Bäder oder Saunieren, denn die Wärme steigert die Durchblutung der Muskulatur. Somit gelangen Nährstoffe schneller zur verletzten Stelle und Abbauprodukte werden vermehrt wegtransportiert. Das beschleunigt die Heilung. Auch Dehn- und Lockerungsübungen helfen, vermutlich weil angesammelte Flüssigkeiten ausschwemmen. Massagen sollten Sie vermeiden! Sie verlangsamen den Heilungsprozess, weil sie die verletzten Muskelfasern zusätzlich reizen.

Nährstoffe zur Vorbeugung

Ob Sie nach körperlicher Anstrengung Muskelkater bekommen, hängt nicht nur von Ihrem Trainingszustand ab, sondern auch davon, wie gut Sie mit Nährstoffen versorgt sind. Mittlerweile gibt es viele Studien, in denen der Einfluss verschiedener Nährstoffe auf die Entstehung von Muskelkater untersucht wurde. Besonders wichtig sind spezielle Aminosäuren, Vitamin D und Omega 3.

BCAA

In einer Studie wurde festgestellt, dass 200 Milligramm der verzweigtkettigen Aminosäuren (BCAA) Leucin, Isoleucin und Valin pro Kilogramm Körpergewicht pro Tag die Entstehung von Muskelkater reduzieren.

Kreatin

In einer anderen Studie fanden Wissenschaftler heraus, dass 20 Gramm Kreatin pro Tag zu weniger Entzündungsherden nach einem Triathlon führen.

Glutamin

Die Aminosäure Glutamin reduziert ebenfalls die typischen Entzündungsreaktionen, die bei Muskelkater entstehen. Das wurde in mehreren Studien bewiesen. Damit der Effekt eintritt, müssen 300 Milligramm Glutamin pro Kilogramm Körpergewicht pro Tag eingenommen werden.

Taurin

Taurin vermindert die typischen Schmerzen und verbessert die muskuläre Funktion nach intensivem Training, zudem erholt sich die Muskulatur schneller wieder. Laut einer Studie tritt der Effekt bei einem Konsum von 50 Milligramm Taurin pro Kilogramm Körpergewicht pro Tag ein. Die maximale Tagesdosis liegt bei 3 Gramm.

Vitamin D

Die Einnahme von Vitamin D bei nachgewiesenem Vitamin-D-Mangel beschleunigt die Heilung des Muskelkaters, hierzu muss laut einer Studie 4000 I. E. Vitamin D pro Tag eingenommen werden.

Omega 3

In mehreren Studien wurde der prophylaktische Effekt von Omega-3-Fettsäuren festgestellt. Der Muskelkater fiel geringer aus, wenn Probanden 1 bis 3 Gramm EPA und DHA zu sich nahmen.

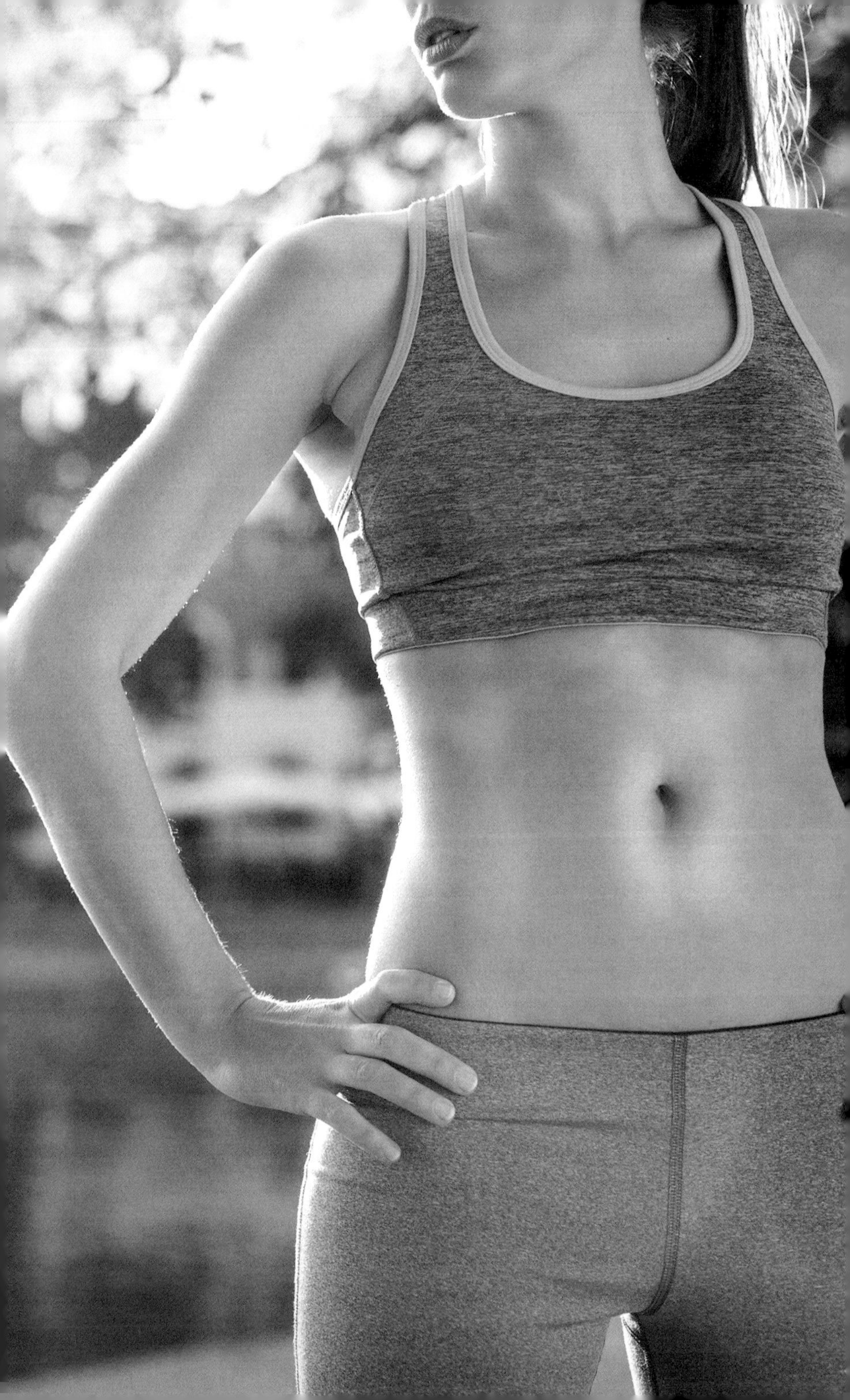

Nahrung für Knochen, Muskeln und Gelenke

Die Gesundheit von Knochen, Muskeln und Gelenken beginnt im Darm. Die Gesundheit des Darms hängt wiederum vom Essen ab. Aber nicht nur, was Sie essen, ist entscheidend, sondern auch, wann Sie essen, kleine Fastenzeiten wirken heilend. Erfahren Sie außerdem, wie Sie mit Nährstoffen Schmerzen lindern und zu mehr Energie gelangen.

TIPP **25**

Gesundheit beginnt im Darm

Muskeln, Knochen und Gelenke brauchen essenzielle Nährstoffe, damit sie gesund sind. Doch ob sie bekommen, was sie brauchen, hängt nicht nur von der Ernährung, sondern auch vom Zustand des Darms ab, genauer vom Mikrobiom. Das sind die Bakterien, die im Darm leben. Neben den Bakterien ist eine gesunde Darmwand entscheidend. Häufig ist sie angegriffen, woraufhin Stoffe in den Körper eindringen, die dort nicht hingehören. Das Immunsystem fährt hoch, chronische Entzündungsreaktionen entstehen. Das bringt viele Abläufe im Körper durcheinander, auch Muskeln, Knochen und Gelenke können dadurch Schaden nehmen.

Diversität im Darm ist gesund

Eine gesunde Darmflora besteht aus vielen verschiedenen Bakterienarten. Die höchste Diversität wurde bislang bei traditionell lebenden Urindianern in Südamerika gefunden. Die vielen verschiedenen Bakterienarten zerlegen nicht nur Nährstoffe, die daraufhin vom Körper aufgenommen werden, sie unterstützen direkt das Immunsystem und wirken auf viele Stoffwechselabläufe. Daher ist eine hohe Bakteriendiversität für die Gesundheit essenziell. Die »modern« lebenden Menschen haben jedoch allenfalls halb so viele verschiedene Keime im Darm wie die Urindianer. Gründe sind eine falsche Ernährung und die Einnahme von Antibiotika. Wenn jedoch die Vielzahl an Bakterienarten schrumpft, steigt das Risiko für chronische Entzündungsreaktionen, die wiederum zu Rheuma, Arthrose, Schmerzen und vielen weiteren Erkrankungen führen können.

Gemüse erhöht die Diversität

Abhilfe schaffen Probiotika, also Kapseln mit widerstandsfähigen Bakterienstämmen, die von der Magensäure nicht zersetzt werden können und daher lebend im Darm ankommen. Sie wirken aber keine Wunder, sondern können nur einen Startschuss geben. Langfristig entsteht ein gesundes Mikrobiom durch eine gesunde Ernährung. Gesund heißt: Der Großteil besteht aus frisch zubereitetem Gemüse vieler verschiedener Gemüsearten, von diversen Kohlsorten bis hin zu Karotten und Fenchel. Wer ständig Probiotika einnimmt und seine Ernährung nicht verändert, der züchtet sich im Darm eine Bakterienmonokultur heran. Die ist dann genauso anfällig für Krankheiten wie unsere Wälder, die auch nur aus Monokulturen bestehen.

Gluten greift die Darmwand an

Neben dem Mikrobiom ist die Gesundheit der Darmwand entscheidend. Die einzelnen Zellen der Darmwand sind durch sogenannte »gap junctions« miteinander verbunden. Gluten greift diese Zellverbindungen an, mikroskopisch kleine Löcher entstehen. In der Medizin wird von »leaky gut« gesprochen, dem löchrigen Darm. Durch diese winzigen Löcher dringen Stoffe in den Körper ein, die dort nicht hingehören. Das Immunsystem bekämpft sie daraufhin. Es kommt zu chronischen Entzündungsreaktionen.

Es gibt übrigens nicht das eine Gluten. Gluten, oder auch Klebereiweiß genannt, ist ein Sammelbegriff für verschiedene Proteine, die in Getreide vorkommen und einen äußerst niedrigen Nährwert haben.

Selbst-Check

Wie gesund ist mein Darm?

Ich habe mindestens einmal täglich Stuhlgang.			j	n
Mein Stuhl riecht nur gering.			j	n
Ich habe Stuhl des Typs 3 oder 4.			j	n
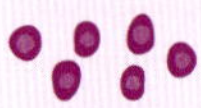	Typ 1	Einzelne, feste Kügelchen, schwer auszuscheiden		
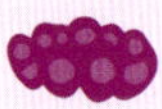	Typ 2	Wurstartig, klumpig		
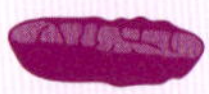	Typ 3	Wurstartig mit rissiger Oberfläche		
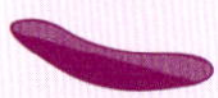	Typ 4	Wurstartig, weich, mit glatter Oberfläche		
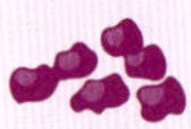	Typ 5	Einzelne weiche, glattrandige Klümpchen, leicht auszuscheiden		
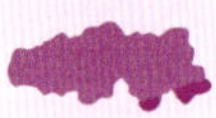	Typ 6	Einzelne weiche Klümpchen mit unregelmäßigem Rand, breiiger Stuhl		
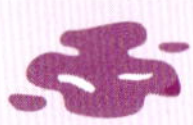	Typ 7	Flüssig, ohne feste Bestandteile		
Mein Magen-Darm-Trakt ist schmerzfrei.			j	n

Wenn Sie alle Fragen mit Ja beantwortet haben, sind Ihr Darm und Ihr Mikrobiom wahrscheinlich gesund. Haben Sie ein oder mehrmals mit Nein geantwortet, sollten Sie Ihre Ernährung verändern.

TIPP 26

Schützen Sie sich vor Übersäuerung

Übersäuert heißt, da stimmt etwas mit dem Säure-Basen-Haushalt des Körpers nicht. Wie sauer oder basisch Flüssigkeiten sind, wird anhand des pH-Werts angegeben. 0 ist stark sauer. Die Skala endet bei 14, was stark basisch bedeutet. Blut ist normalerweise ein klein wenig basisch und hat einen pH-Wert von 7,4. Er kann etwas nach unten oder oben abweichen. Übersäuerung heißt auf medizinisch Azidose, doch muss zwischen einer leichten chronischen Übersäuerung und einer akuten unterschieden werden. Eine akute Azidose liegt vor, wenn der pH-Wert unter 7,35 sinkt. Sie entsteht vor allem durch Nierenprobleme, fortgeschrittenen und unbehandelten Diabetes oder Lungenprobleme. Bei der chronischen Übersäuerung weicht der pH-Wert nicht so stark vom Ideal ab. Sie entsteht aufgrund eines ungesunden Lebensstils.

Saures Blut tut weh

Wenn das Blut zu sauer ist, übersäuert auch das Bindegewebe. Zum Bindegewebe gehören Bänder, Sehnen, Faszien, aber auch Knochen und Strukturen, die Organe umhüllen. Übersäuert das Bindegewebe, schwillt es an, denn der Körper versucht, durch die Erhöhung der Flüssigkeitsmenge die Säure zu neutralisieren. Geschwollenes Bindegewebe drückt wiederum auf die Nerven. Es schmerzt, und zwar überall im Körper, gerne auch im unteren Rücken. Unter ständigem Kreuzweh leiden viele. In weniger als 15 Prozent der Fälle findet man im Kernspin einen echten Befund an der Wirbelsäule. Die anderen 85 Prozent sind aber auch nicht gesund. Nur bleiben die Ärzte oft ratlos. Einer der Gründe kann Übersäuerung sein, aber der wird häufig übersehen.

Basenpulver heilt

Wissenschaftler aus Bayern und Kalifornien haben die Wirkung von Basenpulver bei Schmerzen im unteren Rücken untersucht. Die Probanden litten alle zusätzlich an einer leichten chronischen Azidose. 82 Patienten erhielten vier Wochen lang 30 Gramm Basenpulver. Zusätzlich mussten die Probanden ihre Schmerzen mithilfe einer definierten Schmerzskala benennen. 76 der 82 Patienten hatten nach den vier Wochen weniger Schmerzen. Bei 41 Patienten hatten die Schmerzen um die Hälfte abgenommen. Dazu verbesserte sich ihre Beweglichkeit. Die pH-Werte des Blutes der Versuchsteilnehmer verbesserten sich ebenfalls. Das Basenpulver bestand übrigens aus Mineralstoffen, die ich meinen Patienten oft empfehle, weil sie fast immer fehlen: Magnesium, Zink, Kalium, Natrium, Eisen, Selen, Kalzium, Kupfer, Molybdän und Chrom.[25]

Übersäuerung vorbeugen

Der gängige Rat bei Übersäuerung ist, tierische Nahrungsmittel zu meiden, da die Abbauprodukte des Eiweißes sauer sind. Das ist jedoch zu kurz gedacht! Eiweiße sind lebensnotwendig. Sie brauchen sie für den Aufbau Ihres Bindegewebes, für Ihr Immunsystem und sogar für Ihre gute Laune. Kohlenhydrate, allen voran Zucker, machen ebenfalls sauer. Kohlenhydrate sind aber im Gegensatz zu Proteinen nicht essenziell. Auf sie kann man daher leicht verzichten. Die wenigen Kohlenhydrate, die der Körper braucht, kann er selbst herstellen. Daher rate ich zu No Carb, um Übersäuerungen vorzubeugen und zu heilen, No Carb mit viel Gemüse. Denn Gemüse wirkt basisch. Eine Ernährung, die hauptsächlich aus frisch zubereitetem Gemüse, aus Eiern und Fleisch besteht, bringt den Säure-Basen-Haushalt wieder ins Gleichgewicht.

Selbst-Check

Leide ich an einer Übersäuerung?

Ich bin häufig müde und abgeschlagen.	j	n
Meine Haut ist fahl und/oder unrein.	j	n
Ich habe Cellulitis.	j	n
Ich leide an Muskel- und Gelenkschmerzen.	j	n
Ich habe kaum Appetit.	j	n
Ich bin häufig nervös und unruhig.	j	n
Ich leide an einer rheumatischen Erkrankung.	j	n
Ich habe Osteoporose.	j	n
Meine Konzentrationsfähigkeit ist schlecht.	j	n
Ich esse Brot.	j	n
Ich esse Kuchen und Süßigkeiten.	j	n
Ich trinke wenig.	j	n

Je häufiger Sie mit Ja geantwortet haben, umso eher leiden Sie an einer Übersäuerung.

TIPP 27

Muskeln mögen keinen Alkohol

Muskeln sind essenziell für die Gesundheit. Lange Zeit wurden sie unterschätzt, aber neueste Studien zeigen, dass sich in ihnen entzündungshemmende Stoffe bilden, sie kurbeln viele gesundheitsfördernde Abläufe an und sie halten jung. Muskeln wirken daher Rheuma, Schmerzen oder vielen anderen Erkrankungen entgegen.

Alkohol ist Gift

Alkohol bewirkt das Gegenteil. Alkohol ist ein Gift und dementsprechend reagiert der Körper darauf. Ist Ihnen schon einmal aufgefallen, dass Sie schneller zur Toilette müssen und mehr Wasser lassen, nachdem Sie Bier anstelle von Wasser getrunken haben? Damit das Gift möglichst schnell den Körper wieder verlässt, steigt die Urinproduktion. Zudem hat der Abbau des Giftes höchste Priorität. Alle anderen Stoffwechselabläufe werden hintangestellt. Vor allem stoppt Alkohol die Fettverbrennung.

Alkohol unterdrückt die Bildung neuer Muskelproteine

In einer kleinen Studie mit nur acht Männern wurde der Einfluss von Alkohol auf die Muskulatur genau untersucht. Normalerweise schüttele ich den Kopf, wenn nur so wenige Probanden teilnehmen. Das gewählte Untersuchungsdesign rechtfertigt jedoch die geringe Teilnehmerzahl, denn den Probanden wurde anhand von Biopsien mehrmals Muskelmasse entnommen. Das will man einerseits nicht Hunderten von Menschen antun, andererseits ist die Untersuchung des Muskelgewebes aufwendig.

Zurück zur Studie: Körperliches Training kurbelt die Proteinsynthese an, die Muskulatur wächst und wird stärker. In der Studie wurde untersucht, ob Alkohol einen Einfluss auf die Proteinsynthese hat. Die Männer mussten zunächst trainieren. Direkt im Anschluss sowie vier Stunden später nahmen sie entweder nur einen Proteinshake oder einen Proteinshake zusammen mit Alkohol zu sich. In einer dritten Variante tranken sie nach dem Training nur Alkohol. Die Biopsie der Muskelmasse wurde jeweils vor dem Training und zwei sowie sechs Stunden nach dem Training durchgeführt. Es zeigte sich, dass die Proteinsynthese in der Muskulatur am höchsten war, wenn nur Proteine nach dem Training konsumiert wurden. Nahmen die Probanden Alkohol und Proteine zu sich, war die Proteinsynthese geschwächt. Am geringsten fiel der Muskelaufbau aus, wenn die Versuchsteilnehmer nach dem Training ausschließlich Alkohol tranken. Die Wissenschaftler schließen daraus, dass Alkohol den Aufbau neuer Muskulatur unterdrückt.[26] Die Studie bezieht sich auf Sportler. Aber das Gleiche passiert natürlich auch in der Muskulatur von sportlich Inaktiven. Alkohol unterdrückt auch bei ihr die Bildung neuer Muskelproteine. Das schwächt die Muskulatur und damit nimmt die gesundheitsfördernde Wirkung der Muskeln ab.

Veränderte Hormone lassen Muskeln schrumpfen

Der Konsum von Alkohol wirkt zudem auf den Hormonhaushalt. Vor allem lässt er den Cortisolspiegel steigen. Kein Wunder, denn Alkohol ist Gift, der Körper reagiert mit Stress. Cortisol ist das Stresshormon. Erhöhte Cortisolspiegel bauen jedoch Muskelmasse ab. Neben dem Stresshormon reagiert auch Testosteron auf Alkohol, es sinkt.[27] Testosteron ist als Sexhormon bekannt, aber es kann viel mehr. Es schenkt inneren Antrieb, Männern wie Frauen; es erhöht die Fettverbrennung und lässt Muskeln wachsen. Alkohol reduziert diese positiven Effekte.

TIPP 28

Krankmachende Kohlenhydrate

Zucker, Getreide, Reis und Kartoffeln sind die Lebensmittel, die viel zu viele Kohlenhydrate enthalten. Sie führen zu chronischen Entzündungsreaktionen, was wiederum das Risiko für Rheuma, Gicht und viele weitere Erkrankungen erhöht. Kohlenhydrate machen dick, und Übergewicht ist einer der häufigsten Gründe für Gelenkschmerzen. Durch leere Kohlenhydrate nimmt zudem die Mineralisation der Knochen ab, das Risiko für Knochenbrüche und Osteoporose steigt.

Chronische Entzündungsreaktionen machen krank

Ich kann es gar nicht häufig genug sagen: Der Verzehr zu vieler und besonders zu vieler leerer Kohlenhydrate führt zu chronischen Entzündungsreaktionen, die wiederum chronische Erkrankungen auslösen. Es entstehen nicht nur Muskelschmerzen oder andere Erkrankungen des Bewegungsapparates, sondern auch Krebs, Diabetes und Herz-Kreislauf-Erkrankungen. Für alle, die noch nicht wissen, wie es zu diesen Entzündungsreaktionen kommt, erkläre ich es hier noch einmal:

Kohlenhydrate lassen freie Radikale entstehen

Jede Zelle verfügt über Zigtausende Mitochondrien. Das sind Untereinheiten der Zelle, in denen Energiemoleküle hergestellt werden. Der Körper braucht für alle Vorgänge Energie, das ist eine ganze Menge. Mitochondrien können Energie aus Fettsäuren, aus Proteinen oder aus Kohlenhydraten herstellen. Proteine verwenden sie nur im Notfall, wenn nichts anderes mehr da ist. Wenn Mitochondrien Energie aus Fettsäuren herstellen, entstehen einige freie Radikale, das ist normal. Ihre Anzahl kann der Körper mithilfe von Antioxidantien neutralisieren. Die freien Radikale schaden daher kaum. Befinden sich jedoch Kohlenhydrate im System, stoppen sie die Fettverbrennung. Die Mitochondrien schalten sofort um und stellen Energie nur noch aus

Kohlenhydraten her, dabei entstehen viel mehr freie Radikale. Die Antioxidantien reichen nicht mehr aus, um sie zu neutralisieren.

Freie Radikale lassen das Immunsystem anspringen

Wenn die freien Radikale in Kontakt mit der DNA, mit Enzymen oder mit Membranen kommen, schädigen sie diese. So werden ganze Zellen in Mitleidenschaft gezogen. Das registriert das Immunsystem, denn es ist darauf spezialisiert, geschädigte Zellen aufzuspüren und zu beseitigen. Das Immunsystem fährt seine Tätigkeit hoch, dadurch entstehen nicht nur chronische Entzündungsreaktionen, sondern noch mehr freie Radikale. Ein Teufelskreis.

Übergewicht führt zu chronischen Erkrankungen

Übergewicht ist ungesund, es kann jede Menge chronische Erkrankungen auslösen. Es entsteht größtenteils durch den Verzehr zu vieler Kohlenhydrate. Sie werden in Fette umgewandelt und dann im Gewebe abgelagert. Wenn man Kohlenhydrate zusammen mit Fetten isst, wie sie in der Käsesemmel oder im Brot mit Nuss-Nugat-Creme vorkommen, werden nicht nur die Kohlenhydrate in Fette umgewandelt und eingelagert, sondern die Fette aus dem Essen gleich mit. Verzichtet man hingegen auf Kohlenhydrate und isst nur das Fett, wie es in Fleisch, Nüssen oder Ölen vorkommt, dann werden diese Fette für die Energieherstellung verwendet. Dann wird man schlank oder bleibt schlank und somit gesund.

Leere Kohlenhydrate schwächen Knochen

Zucker und Mehl reduzieren besonders stark die Mineralisation der Knochen, da sie verschiedene Abläufe verändern. Zum einen wird mehr Kalzium über den Urin ausgeschieden, wenn mehr Kohlenhydrate konsumiert werden. Kalzium, das dann den Knochen nicht mehr zur Verfügung steht. Zum anderen nimmt die Aufnahme von Kalzium und Phosphor aus der Nahrung ab, wenn der Anteil von Zucker und Mehl in der Ernährung steigt. Neben Kalzium und Phosphor reduzieren Kohlenhydrate zudem die Magnesiumkonzentration im Knochengewebe. Außerdem nimmt das Wachstum neuer Knochenzellen ab. In einer Studie an Ratten wurde festgestellt, dass ihre Knochen schneller brachen, wenn sie mehr Zucker erhielten.

Zucker, Getreide und Reis sind nicht normal

Der Mensch hat erst in den letzten 10 000 Jahren angefangen, Kohlenhydrate in größeren Mengen zu essen. Dann erst begannen die Zucht und der Anbau von Getreide und Reis. Der homo sapiens existiert allerdings schon seit ca. 200 000 Jahren. Auch wenn es schwer vorstellbar ist, aber unser Körper und seine physiologischen Abläufe haben sich in diesen 200 000 Jahren nicht stark verändert. In den letzten 300 Jahren ist der Konsum von Kohlenhydraten noch einmal drastisch gestiegen, besonders der von Zucker. Daher ist unsere heutige als normal angesehene Ernährung nicht normal. Sie aktiviert das Immunsystem, führt zu Entzündungsreaktionen und macht auf Dauer krank.

Kohlenhydrate aus Gemüse sind gesund

Komplexe Kohlenhydrate, wie sie in den meisten Gemüsearten vorkommen, stärken hingegen das Knochengewebe, denn sie fördern die Aufnahme von Kalzium aus dem Darm. Gemüse enthält Kohlenhydratarten, die nicht verdaut werden können. Sie gären im Dickdarm. Dabei entstehen verschiedene Säuren, die den pH-Wert im Darm absenken, mit positivem Effekt. Kalzium wird dadurch löslicher und seine Bioverfügbarkeit steigt. Somit gelangt mehr Kalzium vom Darm in den Blutkreislauf, das dann wieder den Knochen zur Verfügung steht.[28]

TIPP 29

Problem Fertigprodukte

Fertigprodukte sind beliebt. Tüte, Dose oder Karton auf, rein in den Ofen oder in den Topf, schon ist das Abendessen fertig. Später vorm Fernseher kommen Kekse oder Kartoffelchips noch hinzu. Der Großteil des Sortiments in Supermärkten besteht aus Fertigprodukten. Doch sie machen krank, weil sie zu viele leere Kohlenhydrate enthalten, weil ihnen Nährstoffe fehlen und weil sie Geschmacksstoffe sowie Konservierungsmittel enthalten. Das gilt übrigens auch für die Fertigprodukte aus dem Sortiment von Biosupermärkten.

Leere Kohlenhydrate machen abhängig

Der Anteil an Kohlenhydraten ist in fast allen Fertigprodukten zu hoch. Selbst der Salat- oder Grillsoße, dem Rotkohl oder den Gewürzgurken wird Zucker zugesetzt. Alles problemlos nachzulesen auf den Verpackungen unter den Nährwertinformationen. Leere Kohlenhydrate machen abhängig. Etwa so wie Kokain, nur ist die Wirkung geringer. Für die Hersteller von Fertiggerichten ist das genial, sie müssen nur billigen Zucker hinzufügen und schon steigt die Wahrscheinlichkeit, dass der unbewusste Konsument immer mehr von den Produkten verzehren möchte. Besonders abhängig machen Kohlenhydrate, wenn sie in einem bestimmten Verhältnis zu Fetten und Salz stehen, wie es in Kartoffelchips vorkommt. Daher enthalten viele Fertiggerichte ähnliche Verhältnisse dieser drei Zutaten.

Geschmacksstoffe gaukeln dem Gehirn Nährstoffe vor

Fertigprodukten werden künstliche Geschmacksstoffe zugefügt. Ohne diese würde sie niemand essen, sie würden fad und alt schmecken. Denn in ihnen stecken kaum Nährstoffe. Das Gehirn registriert jedoch über den Geschmack den Nährstoffgehalt von Lebensmitteln. Daher schmeckt gutes Fleisch auch so gut! Es steckt voller wertvoller

Proteine, guter Fettsäuren und Vitamine. Eine Fertigpizza enthält hingegen fast keine Nährstoffe. Viele mögen Fertigpizzen trotzdem, weil die künstlichen oder naturidentischen Geschmacksstoffe dem Gehirn vorgaukeln, es wären Nährstoffe enthalten.

Konservierungsmittel schaden dem Darm

Neben Geschmacksstoffen enthalten fast alle Fertigprodukte Konservierungsmittel. Wenn sie nicht enthalten wären, würden Salat- oder Grillsoßen nach wenigen Tagen schimmeln, wie auch der Frischkäse oder die Fleischwurst. Konservierungsmittel töten Bakterien und Pilze, die normalerweise in Nahrungsmitteln vorkommen. Bakterien und einige Pilzarten befinden sich jedoch auch im Darm. Der Mensch braucht sie für seine Verdauung, damit Nährstoffe aufgespalten werden. Einige Bakterienarten bilden sogar eigenständig wichtige Nährstoffe. Der Mensch ist auf die vielen winzigen Helfer im Darm angewiesen. Konservierungsmittel wirken aber nicht nur in den Lebensmitteln, sondern genauso im Darm und töten dort wichtige Bakterien ab. Fatal, denn wirklich gesund ist man nur, wenn der Darm gesund ist.

Fertigprodukte sind Müll

Fertigprodukte enthalten nicht nur zu viele Kohlenhydrate, schlechte Fette, Geschmacks- und Konservierungsstoffe, in ihnen stecken darüber hinaus Geschmacksverstärker, Säuerungsmittel, Stabilisatoren und vieles mehr. Damit die Pampe nicht nur nach etwas schmeckt, sondern auch nach etwas aussieht. Das alles kommt in natürlichen Lebensmitteln nicht vor und schadet dem Organismus.

TIPP 30

Intermittierendes Fasten repariert Körperzellen

Intermittierendes Fasten, auch Intervallfasten oder Kurzzeitfasten genannt, verändert einige Abläufe im Körper, wodurch Entzündungsreaktionen abnehmen, Zellen repariert werden und sich vermehrt Mitochondrien bilden, was zu einer gesteigerten Energieherstellung führt. Es gibt unterschiedliche Vorgehensweisen beim intermittierenden Fasten. Sie können beispielsweise Ihre tägliche Nahrungsaufnahme auf einen Zeitraum von sechs bis acht Stunden beschränken. In den verbleibenden 16 bis 18 Stunden essen Sie nichts und nehmen nur Getränke zu sich, die keine Kohlenhydrate enthalten. Oder Sie verzichten wöchentlich an zwei Tagen auf Nahrung. Es gibt weitere Formen des Intervallfastens. Mein Favorit ist die tägliche Essenspause.

Weniger essen – weniger freie Radikale

Während der nahrungsfreien Zeit entstehen weniger freie Radikale. Freie Radikale schädigen Enzyme, DNA und Zellen und führen somit zu chronischen Entzündungsreaktionen. Werden freie Radikale durchs Intervallfasten reduziert, nehmen auch chronische Entzündungsreaktionen ab. Aber noch mehr passiert, denn gleichzeitig bildet der Körper in Zeiten, in denen er keine Nahrung erhält, vermehrt Antioxidantien, die freie Radikale entschärfen. Somit werden während des intermittierenden Fastens nicht nur weniger freie Radikale gebildet, sondern jene, die trotzdem entstehen, werden vermehrt durch Antioxidantien unschädlich gemacht.

Fasten lässt Reparaturmechanismen anspringen

Im Körper kommt es immer wieder zu falsch gefalteten Proteinen, zu Veränderungen an der DNA oder zu Zellschäden. Das ist ganz normal. Während des Fastens werden beschädigte Proteine, Zellen und DNA effektiver aufgespürt und beseitigt. Wenn man jedoch von morgens bis abends immer wieder isst, springt der Reparaturmechanismus nie richtig an. Somit wird der Protein- und Zellschrott nie richtig beseitigt.

Wirkungsvoll bei Autoimmunreaktionen

In einigen Studien wurde bereits festgestellt, dass Intervallfasten die Autoimmunreaktion bei Patienten mit rheumatoider Arthritis reduziert. Ramadan, der Fastenmonat der Muslime, ist im Grunde genommen nichts anderes als Intervallfasten. Jedoch wird auch auf Getränke verzichtet, was der Gesundheit schadet. Gegessen und getrunken wird nur nach Sonnenuntergang und vor Sonnenaufgang. Wissenschaftler aus Israel und Italien haben das Massenfasten genutzt. Sie untersuchten die Arthritisbeschwerden von gläubigen Muslimen während des Fastenmonats. Sie nahmen signifikant ab.[29]

Effektives Abnehmen

Der Körper stellt Energie hauptsächlich aus Kohlenhydraten oder Fettsäuren her. Nach einem Essen, das beides enthält, wie beispielsweise Nudeln mit Käsesoße oder Schnitzel mit Kartoffeln, werden die Kohlenhydrate für die Herstellung von Energie benutzt und die Fettsäuren in Triglyceride umgebaut und im Fettgewebe gespeichert. Während des Fastens werden diese Triglyceride zu Fettsäuren umgebaut und dann in den Mitochondrien für die Energieherstellung verwendet. In der Leber werden zudem Fettsäuren in Ketonkörper umgebaut. Besonders das Gehirn braucht sie für seine Energieversorgung.

Mehr Mitochondrien, mehr Energie

Während des Intervallfastens werden Gene angestellt, die die Bildung neuer Mitochondrien steuern. Je mehr Mitochondrien pro Zelle, umso leistungsfähiger sind Sie! Nicht nur im Sport, sondern auch bei geistigen Tätigkeiten. In einer Studie wurde festgestellt, dass intermittierendes Fasten die Ausdauerleistung beim Laufen verbessert.

Bessere Heilung nach Operationen

In Studien wurde festgestellt, dass zwei bis drei Tage Fasten vor einer Operation die Heilung nach dem Eingriff verbessert. Denn durch das Fasten springen die Reparaturmechanismen des Körpers an. Intermittierendes Fasten beschleunigt auch die Heilung von Knochenbrüchen oder Bänderrissen.

Fasten und Essen im Wechsel

Während des Fastens, auch wenn es nur 16 oder 18 Stunden sind, bildet sich wenig neues Muskelgewebe oder andere Proteinstrukturen. Stattdessen werden vorhandene Zellen vermehrt repariert. Erhält der Körper dann wieder Nahrung, springt die Proteinsynthese wieder an und auch neue Zellen werden wieder vermehrt gebildet. Die beiden Prozesse arbeiten nach einer Fasteneinheit besonders effektiv.

Wissen, wie es geht

Wenn Sie seit Jahrzehnten dreimal täglich essen und dazwischen Snacks zu sich nehmen, die Kohlenhydrate enthalten, dann wird sich Ihr Körper umstellen müssen. In dieser Zeit kann es zu Konzentrationsstörungen, Gereiztheit und auch zu Hunger kommen. Die ersten Tage nach einer drastischen Umstellung können besonders heftig sein. Bei den meisten Menschen verschwinden die genannten Symptome nach einem Monat.[30] Wenn Sie ausreichend Proteine und Fette essen, werden Sie insgesamt viel weniger Hunger verspüren.

TIPP 31

Proteine sind das Wesentliche

Der menschliche Körper besteht zum Großteil aus Wasser. Klammert man das Wasser aus, bleiben drei wichtige Bestandteile: Fette, Mineralstoffe und Proteine, wobei die Proteine besonders wichtig sind. Das Wort Proteine kommt aus dem Griechischen, es ist von *proteios* abgeleitet, was *grundlegend* oder *vorrangig* bedeutet. Das sagt schon alles! Umgangssprachlich wird oft von Eiweiß gesprochen.

Ideale stoffliche Zusammensetzung des menschlichen Körpers

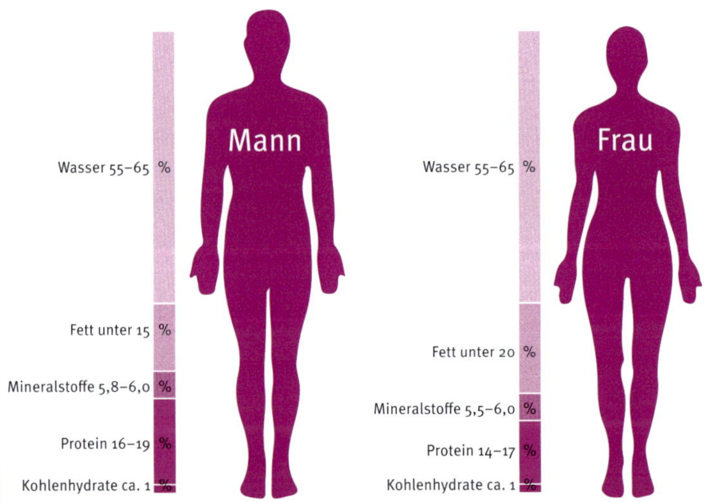

Alles im Körper hängt von Proteinen ab. Sie bilden die Matrix für Knochen, Knorpel, Sehnen und Bänder. Dank der Muskelproteine können wir uns bewegen, Proteine speichern oder transportieren wichtige Stoffe. Der Großteil des Immunsystems besteht aus Proteinen und auch Hormone, Neurotransmitter und Enzyme sind aus ihnen aufgebaut. Damit der Körper gesund wird oder bleibt, braucht er diesen vorrangigen Nährstoff. Sie bekommen ihn, indem Sie ihn essen. Tierische Produkte sind besonders reich an Proteinen. Fast alle meiner Patienten zeigen sehr niedrige Gesamteiweißwerte. Ihnen rate ich zu Proteinshakes, acht Wochen lang, mindestens dreimal täglich.

Das Immunsystem braucht Proteine

Viele Erkrankungen des Bewegungsapparates gehen mit chronischen Entzündungsreaktionen einher. Oft werden die Entzündungen gar nicht diagnostiziert. Patienten haben jedoch Schmerzen und fühlen sich immerzu müde. Was oft dahintersteckt: ein krankes Immunsystem. Ihm setzen nicht nur die vielen Kohlenhydrate und Bewegungsmangel zu, sondern oft auch Proteinmangel.

Ist das Immunsystem zu schwach, werden Viren aktiv

Das Immunsystem besteht zum Großteil aus Proteinen, vor allem Botenstoffe wie Zytokine und Antikörper sind aus ihnen aufgebaut. Bei Proteinmangel bildet der Körper weniger Antikörper, dadurch wird er anfälliger für Krankheitserreger wie Bakterien oder Viren. Die meisten Menschen sind jedoch mit mehreren Viren infiziert, wie dem Epstein-Barr-Virus oder unterschiedlichen Arten von Herpesviren. Wenn das Immunsystem zu schwach ist, werden diese Viren wieder aktiv. Es zeigt sich als Müdigkeit oder Erschöpfung, in der Medizin wird von Fatigue gesprochen. Im Zuge dessen kann es auch zu Muskelschmerzen kommen.

Proteinmangel führt zu chronischen Entzündungsreaktionen

Neben der verminderten Abwehr gegen Krankheitserreger führt Proteinmangel zur vermehrten Bildung freier Radikale.[31] Die freien Radikale schädigen Enzyme, Zellen und auch die DNA, woraufhin das bereits geschwächte Immunsystem noch aktiver werden muss, da es für die Beseitigung des Zellmülls zuständig ist. Ist das Immunsystem jedoch aktiv, entstehen weitere freie Radikale – ein Teufelskreis. Auch das führt zu chronischen Entzündungsreaktionen.

Wie viel Protein Sie brauchen

Die Deutsche Gesellschaft für Ernährung rät zu 0,8 Gramm Proteine pro Kilogramm Körpergewicht pro Tag. Meiner Erfahrung nach ist das viel zu wenig, das bewahrt Sie vor ernsthafter Mangelernährung. Wenn Sie krank sind und wieder gesund werden wollen, brauchen Sie viel mehr. Auch im Alter brauchen Sie mehr, da die Eiweißaufnahme nachlässt. Sie brauchen auch mehr, wenn Sie regelmäßig Sport treiben, was jeder Mensch, der gesund bleiben möchte, tun sollte. Auch Schwangere brauchen deutlich mehr. 1,2 Gramm bis 1,5 Gramm Proteine pro Kilogramm Körpergewicht pro Tag sind meiner Meinung nach das Minimum.

Beispielrechnungen

Eine 60 Kilogramm schwere Person, die 1,2 Gramm Proteine pro Kilogramm Körpergewicht täglich zu sich nehmen möchte, sollte mindestens 72 Gramm Proteine essen:

Nahrungsmittel	Nahrungsmittelmenge	Proteinmenge
Eier (Größe M/L)	2 Eier	ca. 16 g
Fisch	200 g	ca. 44 g
Käse	40 g	ca. 13 g
gesamte Proteinmenge		ca. 73 g

Eine 80 Kilogramm schwere Person, die 1,2 Gramm Proteine pro Kilogramm Körpergewicht täglich zu sich nehmen möchte, sollte mindestens 96 Gramm Proteine essen:

Nahrungsmittel	Nahrungsmittelmenge	Proteinmenge
Eier	4 Eier	ca. 32 g
Fleisch	230 g	ca. 51 g
Hartkäse	40 g	ca. 13 g
gesamte Proteinmenge		ca. 96 g

Zum Vergleich: Linsen enthalten pro 100 Gramm nur 11 Gramm Proteine, Erbsen noch weniger, sie enthalten 7 Gramm. Mandeln sind da eine bessere pflanzliche Proteinquelle, 100 Gramm Nüsse enthalten 24 Gramm Eiweiß. Die tägliche Proteinmenge jedoch nur mit pflanzlichen Proteinen zu decken, ist unmöglich. Rechnen Sie sich Ihre Proteinzufuhr genau aus, im Internet gibt es mehrere Nährwertrechner, mit denen Sie einen guten Überblick über die Proteinmengen unterschiedlicher Nahrungsmittel erhalten.

PRAXISTIPP

Lassen Sie Ihr Gesamteiweiß überprüfen

Ob Sie ausreichend mit Proteinen versorgt sind, können Sie letztlich nur mit einer Blutuntersuchung feststellen. Hierzu lassen Sie Ihr Gesamteiweiß untersuchen, das ist gar nicht teuer. Ihr Wert sollte zwischen 7,7 und 8,8 g/dl liegen.

TIPP 32

Energie durch Fette, Mineralstoffe und Vitamine

Energie entsteht in den Mitochondrien, das sind die Kraftwerke der Zellen. Jede Zelle hat Tausende Mitochondrien, denn Energie wird überall gebraucht, für die Herstellung von Enzymen oder Botenstoffen, für die Bildung neuer Knochen- oder Muskelzellen, für die Bewegung der Muskulatur, für Nervenimpulse, fürs Atmen und den Herzschlag, für den Transport von Nährstoffen, kurz: Für alles, was im Körper passiert, wird Energie gebraucht, und das ist eine ganze Menge.

Damit Energie entsteht, braucht der Körper die richtigen Stoffe, die er in Energie umwandeln kann, und die passenden Enzyme, die die Umwandlung durchführen. Einige dieser Enzyme funktionieren aber nur, wenn bestimmte Vitamine und Mineralstoffe ausreichend vorhanden sind.

Der Herstellungsprozess der Energiemoleküle in den Mitochondrien heißt Zitronensäurezyklus oder Citratzyklus. Manch einer erinnert sich vielleicht daran, dass er ihn in groben Abläufen in der Schule lernen musste.

Energie dank acht Stoffwechselschritten

Als Erstes wird dem Zyklus ein bestimmter Stoff (Acetyl-CoA) zugefügt, er wird entweder aus Kohlenhydraten oder Fettsäuren gebildet. Im Zyklus reagiert dieser Stoff mit anderen, insgesamt finden acht Stoffwechselvorgänge statt. Während fünf dieser Schritte entstehen Energiemoleküle. Allerdings kein ATP, das Energiemolekül, das im Körper die wichtigste Rolle spielt, sondern andere, sie werden später zu ATP umgebaut. Bei jedem Zyklusdurchgang bilden sich somit zehn ATP-Energiemoleküle. Am Ende des Zyklus entsteht ein Stoff (Oxalacetat), der aufs Neue mit dem zugefügten Stoff reagiert. Der Zyklus beginnt wieder, weitere zehn ATP-Moleküle entstehen.

Stoffwechselschritte brauchen Vitamine und Mineralstoffe

Jeder Stoffwechselschritt wird durch ein spezielles Enzym bewerkstelligt. Vier der Enzyme brauchen Cofaktoren, damit sie funktionieren. Das erste braucht Eisen, das nächste benötigt Vitamin B_3, Mangan und Magnesium, das dritte funktioniert nur, wenn die Vitamine B_1 und B_2, Alpha-Liponsäure und Magnesium vorhanden sind, und das letzte Enzym braucht Vitamin B_2 und Eisen. Die Enzyme selbst sind aus Aminosäuren aufgebaut. Fehlen bestimmte Aminosäuren, werden die Enzyme leicht falsch zusammengebaut und funktionieren nicht richtig. Wenn es Ihnen an essenziellen Aminosäuren, an Eisen, Magnesium, den genannten B-Vitaminen oder der Alpha-Liponsäure mangelt, dann funktioniert Ihre Energieherstellung nicht richtig. Dann fühlen Sie sich schlapp oder sogar krank. Wenn Sie Sportler sind, wundern Sie sich, warum Ihre Leistung trotz des Trainings nicht steigt.

PRAXISTIPP !

Steigern Sie Ihre Energie

- Essen Sie Fette. Sie sind in tierischen Produkten, Nüssen und Samen sowie Ölen enthalten.
- Achten Sie auf Ihre Versorgung mit Proteinen.
- Nehmen Sie ein Vitamin-B-Komplex-Präparat ein.
- Lassen Sie Ihre Eisenwerte inklusive des Ferritinwertes untersuchen.
- Lassen Sie eine Mineralstoffanalyse im Blut durchführen und füllen Sie anschließend Ihre Lücken auf.

TIPP 33

Nährstoffe gegen Schmerzen

Schmerzen sind das Alarmzeichen des Körpers. Er zeigt damit, dass etwas nicht stimmt, und das sollten Sie ernst nehmen. Verspannungen können zu Schmerzen führen, aber auch Nährstoffmängel.

Der Körper reagiert besonders stark, wenn ihm folgende essenzielle Stoffe fehlen:

Vitamin D

Der Mangel an Vitamin D kann auf mehreren Wegen zu Schmerzen führen. Vitamin-D-Mangel geht häufig mit chronischen Entzündungsreaktionen einher, die führen zu diffusen Schmerzen, nicht bei jedem, aber bei einigen. Vitamin D reguliert zudem gemeinsam mit Vitamin K_2 die Einlagerung von Kalzium in Knochen, Sehnen und Bändern. Ist dieses System aufgrund von Vitamin-D-Mangel gestört, kann das auch Schmerzen hervorrufen.

B-Vitamine

Die Familie der B-Vitamine ist überall aktiv, dabei übernimmt jedes B-Vitamin andere Aufgaben, und doch arbeiten sie häufig eng zusammen. Vitamin B_2 und B_6 helfen besonders gut gegen das Karpaltunnelsyndrom, Vitamin B_3 gegen rheumatische Arthritis, Vitamin B_{12} hilft gegen Nervenschmerzen, die durch Diabetes oder Schmerzen im unteren Rücken (Ischias) oder im Nacken entstehen. B-Vitamine aktivieren indirekt Opioidrezeptoren. Das wirkt schmerzlindernd und stimmungsaufhellend. Diese Rezeptoren sind genau die Andockstellen, an die Schmerzmittel binden und so ihre schmerzlindernde Wirkung entfalten.

Vitamin E

Das Vitamin fängt freie Radikale ab und wirkt chronischen Entzündungsreaktionen entgegen. Zudem ist Vitamin E ein natürliches Schmerzmittel bei Muskel- und/oder Gelenkschmerzen.

Magnesium

Der Mineralstoff wird für die Funktion von Nerven und Muskulatur benötigt sowie für die Herstellung von Energiemolekülen. Mangelt es an Magnesium, funktionieren viele Abläufe in den Nerven und der Muskulatur nicht mehr richtig, der Körper reagiert mit Schmerzen. Leider fehlt fast jedem meiner Patienten Magnesium.

Essenzielle Aminosäuren

Muskeln, Knochen, Sehnen und Bänder sind größtenteils aus Aminosäuren aufgebaut. Fehlen sie, dann leidet der gesamte Bewegungsapparat. Es kommt zu Steifigkeit, Knochen verlieren ihre Härte und Muskelmasse schwindet. Zudem bestehen Neurotransmitter aus Aminosäuren. Sie übertragen Signale des Nervensystems auf die Muskulatur. Fehlen essenzielle Aminosäuren, registriert der Körper den Mangel und reagiert mit Schmerzen in Muskeln und Gelenken.

Omega-3-Fettsäuren

Die beiden wichtigsten Omega-3-Fettsäuren sind EPA und DHA, sie kommen vor allem in Fisch vor. Sie wirken entzündungshemmend und reduzieren somit Schmerzen. Außerdem stimulieren sie das Wachstum von Knorpeln und tragen somit direkt zur Heilung schmerzender Gelenke bei.

TIPP **34**

Reduzieren Sie Ihr Homocystein

Homocystein entsteht ganz natürlich im Aminosäurestoffwechsel. Doch sollte der Großteil des Homocysteins wieder abgebaut werden. Für den Abbau ist ein bestimmtes Enzym zuständig, doch es funktioniert nur, wenn ausreichend Vitamin B_{12} und Folsäure vorhanden sind. Mangelt es an den beiden Vitaminen, reichert sich Homocystein an und gefährdet die Gesundheit.

Homocystein macht krank

Hohe Homocysteinwerte gelten als Risikofaktor für Herz-, Kreislauf- und Autoimmunerkrankungen, für Krebs, Demenz und vieles mehr. In den letzten Jahren wurde in einigen Studien festgestellt, dass Homocystein auch den Knochen schadet. Es lässt sie schneller brechen und erhöht das Osteoporoserisiko.

Angriff aufs Knochengewebe

Knochen verändern sich ständig. In ihnen wird neues Kollagen gebildet, neue Knochenzellen entstehen, es werden Mineralstoffe eingelagert, aber auch alte Zellen sterben und werden beseitigt. Homocystein verändert viele dieser Abläufe, was der Knochensubstanz schadet:

Oxidativer Stress

Homocystein lässt freie Radikale entstehen, die wiederum Proteinstrukturen und Zellen schädigen. Dadurch sterben vermehrt Knochenzellen ab, woraufhin weniger Kollagen gebildet wird.

Minderwertiges Kollagen

Bei hohen Homocysteinwerten sind Kollagenfasern unregelmäßig angeordnet und dünner als normal, das führt zu Veränderungen im Bindegewebe. Da Knochenzellen und Bindegewebe jedoch interagieren, nehmen Wissenschaftler an, dass diese negative Veränderung im Bindegewebe auch negative Auswirkungen auf die Knochenzellen hat.

Reduzierte Mineralisation

Homocystein wirkt sich negativ auf die Mineralisation der Knochen aus. Je höher die Werte, umso weniger Mineralstoffe sind im Knochengewebe eingelagert und desto instabiler werden die Knochen.

Verminderter Blutfluss

Bei hoher Homocysteinkonzentration nimmt die Produktion von Stickstoffmonoxid (NO) ab. Der Stoff stellt jedoch Blutgefäße weit, auch jene, die sich in der Knochensubstanz befinden. Daher nimmt der Blutfluss ab. Infolgedessen erhalten die Knochenzellen weniger Nährstoffe und Sauerstoff.[32]

PRAXISTIPP !

Homocystein verringern

- Lassen Sie Ihren Homocysteinspiegel, Ihren Vitamin-B12- und Ihren Folsäurewert untersuchen.
- Ihr Homocysteinspiegel sollte unter 10,00 µmol/l bzw. 1,35 mg/l liegen. Erstrebenswert ist ein Spiegel unter 5 µmol/l.
- Ihr Vitamin-B_{12}-Wert sollte zwischen 1000–2000 pg/ml bzw. 737,8–1475,6 pmol/l liegen.
- Ihr Folsäurespiegel sollte zwischen 15–25 µg/l bzw. 34,0–56,6 nmol/l liegen.
- Sollten Ihre Werte von den genannten abweichen, nehmen Sie ein hoch dosiertes Vitamin-B-Komplex-Präparat ein. Bei sehr niedrigen Vitamin-B12-Werten können Sie das Vitamin zusätzlich hoch dosiert einnehmen.
- Lassen Sie nach ca. drei Monaten Ihre Werte wieder kontrollieren. Wenn nötig, ändern Sie die Einnahme der Vitamine.

TIPP 35

Omega 3 für gesunde Knochen, Muskeln und Gelenke

Omega-3-Fettsäuren gehören zu den essenziellen Stoffen, der Körper stellt sie nicht oder nur in unzureichender Menge her. Die Fettsäuren übernehmen viele unterschiedliche Funktionen, daher sind sie auch für die Gesundheit von Knochen, Muskeln und Gelenken essenziell. Leider weisen fast alle meine Patienten miserable Omega-3-Werte auf.

Omega 3 lässt neue Knochenzellen entstehen

Omega-3-Fettsäuren beeinflussen den Knochenstoffwechsel. Es gibt viele verschiedene Omega-3-Fettsäuren, jedoch sind EPA (Eicosapentaensäure) und DHA (Docosahexaensäure) besonders wichtig. Sie kommen vor allem in Fisch vor. Wenn der Körper reichlich über die beiden Fettsäuren verfügt, bilden sich mehr neue Knochenzellen, außerdem sind sie aktiver. Das heißt, sie stellen unter anderem mehr Kollagen für das Knochengewebe her. Omega-3-Fettsäuren werden auch in die Membranen der Knochenzellen eingebaut, ihre Elastizität steigt dadurch. Membranen bilden nicht nur die Hülle der Zellen, sondern übernehmen jede Menge anderer Funktionen. Sie lassen beispielsweise bestimmte Stoffe rein und schleusen andere heraus. Sie leiten auch Informationen von der Außenseite der Membran ins Zellinnere. Einige dieser Funktionen verbessern sich, wenn mehr Omega-3-Fettsäuren in den Membranen vorhanden sind. Die Omega-3-Fettsäuren beeinflussen zudem den Kalziumstoffwechsel im Knochengewebe zum Positiven. Außerdem wirken Omega-3-Fettsäuren entzündungshemmend, auch das verbessert die Knochengesundheit.[33]

Mehr Muskeln durch Omega 3

Die beiden Omega-3-Fettsäuren EPA und DHA kurbeln die Proteinsynthese an. Dadurch entstehen vermehrt neue Muskelproteine. Muskelmasse wird ständig abgebaut und wieder neu gebildet, das ist der natürliche Prozess. Omega 3 vermindert jedoch den Abbau. Außerdem verbessert es die Energieherstellung in den Mitochondrien, was die Muskulatur wiederum leistungsfähiger macht. Die Fettsäuren werden auch in die Membranen der Muskelzellen eingebaut. Wie in den Knochenzellen verbessern sich dadurch einige Funktionen der Membranen. Insbesondere bei älteren Menschen, die häufig Muskelmasse verlieren, zeigten sich positive Veränderungen, wenn sie Omega 3 einnahmen.[34]

Omega 3 gegen Rheuma

Im Iran untersuchten Wissenschaftler 60 Patienten, die an rheumatoider Arthritis litten. Die Schwere ihrer Erkrankung wurde anhand von Fragebögen und durch medizinische Untersuchungen festgestellt. Die Probanden wurden in zwei Gruppen eingeteilt. Die einen erhielten täglich 1,8 Gramm EPA und 2,1 Gramm DHA, die anderen erhielten ein Placebo. Weder die Versuchsteilnehmer noch die betreuenden Wissenschaftler wussten, wer in welcher Gruppe war. Nach zwölf Wochen zeigten die Patienten der Omega-3-Gruppe deutliche Verbesserungen. Einige konnten sogar die Dosis ihrer Medikamente reduzieren. Die Wissenschaftler gehen davon aus, dass Omega 3 in ausreichender Dosis das Risiko, an Rheuma zu erkranken, reduziert.[35]

TIPP 36

Vitamin E gegen Entzündungen

Entzündungen gehen mit einer erhöhten Anzahl freier Radikale einher und wirken sich vielfältig auf die Abläufe im Körper aus. Vitamin E ist ein starkes Antioxidans und macht freie Radikale unschädlich, dadurch nehmen Entzündungen ab.

Stabile Knochen bis ins hohe Alter

Knochengewebe verändert sich ständig, besonders im Alter geht häufig die Balance zwischen auf- und abbauenden Prozessen verloren. Dann verschwindet mehr Gewebe, als neues gebildet wird. Der Prozess wird häufig durch oxidativen Stress ausgelöst. In mehreren Studien wurde festgestellt, dass eine gesunde Versorgung mit Vitamin E den Abbau von Knochengewebe aufhält.[36]

Vitamin E wirkt gegen Arthritis

Die entzündungshemmende Wirkung von Vitamin E kommt auch zur Prävention und zur Behandlung von rheumatoider Arthritis zum Einsatz. Die Erkrankung ist durch Entzündungsreaktionen in den Gelenken gekennzeichnet, die durch Vitamin E abnehmen. Autoimmunreaktionen, die Gelenkstrukturen angreifen, nehmen ab und Schmerzen lassen nach.[37]

Vitamin E lässt Muskeln wachsen

Interessant ist Vitamin E auch für Sportler. Bodybuilder wussten es aufgrund ihrer praktischen Erfahrungen schon lange: Vitamin E hilft beim Muskelaufbau. Nur war der Prozess, der dem zugrunde liegt, der Wissenschaft lange Zeit nicht bekannt. Forscher aus den USA und Deutschland haben nun einige Abläufe erklären können.

Die Wissenschaftler untersuchten hierzu Ratten. In dem Experiment erhielten einige Ratten Nahrung, die zu wenig Vitamin E enthielt, die anderen wurden ausreichend mit dem Vitamin versorgt. Die Tiere mussten auf einem Laufband trainieren. Ratten, denen Vitamin E fehlte, zeigten schlechtere Laufleistungen, zudem wiesen die Untersuchungen ihrer Muskulatur Entzündungen auf. Bei Bodybuildern passiert wahrscheinlich genau das Gleiche: Fehlt ihnen Vitamin E, entzündet sich ihre Muskulatur und ihre Leistung nimmt ab.

Die Wissenschaftler gehen davon aus, dass Vitamin E besonders in den Membranen der Muskelzellen wirkt. Die Zellhüllen bestehen größtenteils aus Fettsäuren. Da Vitamin E fettlöslich ist, kann es in die Membranen eindringen und dort wirken. Denn Training geht immer mit leichten Muskelverletzungen einher. Es sind jene Verletzungen, die auch Muskelkater auslösen. Die Muskelverletzungen sind ein natürlicher Prozess, der gebraucht wird, damit sich neue, kräftige Muskulatur bildet. Wenn die Membranen leichte Verletzungen erleiden, entstehen vermehrt freie Radikale. Vitamin E entschärft sie, die Membranen heilen schneller. Durch Vitamin E steigern Sie also Ihren Trainingserfolg.

Vitamin E bei krankhaftem Muskelabbau

Die Wissenschaftler nehmen an, dass nicht nur Sportler von ihren Erkenntnissen profitieren werden. Ihrer Ansicht nach sollte Vitamin E auch bei bestimmten Erkrankungen zum Einsatz kommen. Beispielsweise leiden Diabetespatienten unter Muskelabbau, der mit Vitamin E verhindert werden könnte. Gut, das ist die Spitze des Eisberges, denn mit No Carb, Ausdauersport und allen essenziellen Nährstoffen wird niemand an Diabetes erkranken. Aber es gibt auch andere Erkrankungen, die mit dem Abbau der Muskulatur einhergehen. Laut der Wissenschaftler aus den USA und Deutschland kann Vitamin E dem Prozess entgegenwirken.[38]

TIPP 37

Das Wunder der BCAAs

BCAAs ist die Abkürzung von **B**ranched **C**hain **A**mino **A**cids, übersetzt heißt das verzweigtkettige Aminosäuren. Sie machen 35 bis 40 Prozent der essenziellen Aminosäuren im Körper aus. Im Gegensatz zu den anderen Aminosäuren, deren Aufbau mit einer Perlenkette vergleichbar ist, zweigen bei den BCAAs weitere Ketten von der Hauptperlenkette ab. Zu den BCAAs zählen Leucin, Isoleucin und Valin.

Muskelnahrung

Die meisten Aminosäuren, die wir mit der Nahrung aufnehmen, werden als Erstes zur Leber transportiert. Nicht so die BCAAs, sie gelangen vor allem in die Muskulatur und werden dort für den Aufbau von Muskelproteinen und für die Herstellung von Energie verwendet. Darüber hinaus übernehmen sie viele weitere wertvolle Funktionen.

BCAAs machen stark

In mehreren Studien wurde festgestellt, dass der Aufbau neuer Muskelmasse durch die Einnahme von BCAAs gesteigert wird. Natürlich muss dazu auch trainiert werden! Beim Muskelaufbau wirken die verzweigtkettigen Aminosäuren doppelt: Einerseits stellen sie das Baumaterial für die neu zu bildenden Muskelproteine bereit, andererseits steigern sie die Rate, mit der neues Muskelprotein hergestellt wird. Neben dem Bau neuer Proteinstrukturen werden im Körper auch immer bestehende abgebaut, doch die Abbaurate hängt von der Verfügbarkeit der BCAAs ab. Bei einer guten Versorgung reduziert sich der Abbau vorhandener Proteinstrukturen. Das heißt, die Muskulatur, die sich gebildet hat, bleibt bestehen.

Leistungssteigernde Wirkung

BCAAs sorgen nicht nur für einen effektiven Aufbau der Muskulatur, sondern führen auch dazu, dass Sie intensiver trainieren können. Wer ausreichend mit BCAAs versorgt ist, erholt sich zudem schneller und leidet weniger an Muskelkater. Nach dem heutigen Wissensstand entsteht Muskelkater durch winzige Muskelfaserrisse. In einer Studie ließen Wissenschaftler untrainierte Frauen einmalig ein hartes Fitnessprogramm mit Kniebeugen durchführen. Die eine Hälfte der Gruppe erhielt BCAAs (100 mg/kg Körpergewicht), die andere ein Placebo. Die Frauen, die die verzweigtkettigen Aminosäuren vor dem Training als Shake tranken, hatten signifikant weniger Muskelkater. Die Wissenschaftler untersuchten mehrere weitere Stoffe im Blut während und nach dem Training, die mit dem Grad von Muskelverletzungen in Zusammenhang stehen. Sie kamen zu dem Ergebnis, dass BCAAs Schäden an der Muskulatur durch Training minimieren.[39]

Unberechtigte Kritik an BCAAs

Es gibt auch kritische Studien zur Einnahme von BCAAs, und zwar weil sie den Blutzuckerspiegel anheben können, was wiederum die Insulinausschüttung erhöht. In einer Studie mit Mäusen wurde sogar daraus geschlossen, dass BCAAs die Lebensspanne verkürzen. Die Untersuchung ist in meinen Augen jedoch ungeeignet, denn die Mäuse erhielten 60 Prozent der täglichen Kalorien in Form von Kohlenhydraten. Nicht die BCAAs verkürzen das Leben, sie sind essenziell. Es sind die Kohlenhydrate. Denn nur wenn Kohlenhydrate vorhanden sind, kann es zu einer ungesunden Erhöhung des Blutzuckerspiegels und zur vermehrten Insulinausschüttung kommen. Wo keine Kohlenhydrate sind, können BCAAs zwar den Blutzuckerspiegel ansteigen lassen, aber nicht in ungesundem, lebensverkürzendem Maße.

BCAAs verlängern das Leben

In einer weiteren Studie an Mäusen wurde genau das Gegenteil festgestellt: BCAAs wirkten lebensverlängernd. Durch die Gabe von BCAAs bildeten sich mehr Mitochondrien in den Zellen der Herz- und der Skelettmuskulatur der Mäuse. Daraufhin verbesserte sich ihre körperliche Ausdauer. Körperliche Ausdauer ist auch für den Menschen das beste Maß, um festzustellen, wie lange er gesund bleiben wird. Je besser Ihre Ausdauer ist, umso länger werden Sie bis ins hohe Alter gesund bleiben. Zurück zu den Mäusen. Dort zeigte sich, dass sich nicht nur mehr Mitochondrien bildeten, sondern dass sich die Menge an freien Radikalen reduzierte, die bei der Herstellung von Energie entstehen. Weniger freie Radikale verbessern langfristig die Gesundheit.

Schnelle Heilung durch BCAAs

Die BCAAs können noch mehr! Sie verbessern die Wundheilung, das ist vor allem für ältere Menschen hilfreich, denn ihre Wunden heilen meist schlechter als die von jungen. BCAAs fördern zudem das Immunsystem, und zwar über einen Mechanismus, der wiederum in der Muskulatur stattfindet. Wenn BCAAs mit Sauerstoff reagieren, führt das zu einem Anstieg der Glutaminsynthese. Glutamin ist eine nichtessenzielle Aminosäure, aber für das Immunsystem ist sie außerordentlich wichtig. Glutamin ist das Baumaterial für die Immunzellen, gleichzeitig nutzen Abwehrzellen die Aminosäure als Energielieferant. Diese verbrennen nämlich keinen Zucker, sondern Glutamin. Zu Krankheitszeiten wird fünf- bis zehnmal so viel Glutamin wie sonst aus den Muskeln herausgeholt und den Immunzellen zur Verfügung gestellt. Wer sich ein starkes Immunsystem heranzüchten möchte, um sich somit vor Krankheiten zu schützen, der sollte sich um eine gute Versorgung mit BCAAs und Glutamin kümmern.[40]

BCAAs sind gut fürs Gehirn

Neben dem Immunsystem und dem Energiehaushalt profitiert vor allem das Gehirn von BCAAs. Sie wirken direkt auf einige Neurotransmitter und verändern dadurch Gehirnfunktionen zum Positiven. BCAAs schalten außerdem Gene stumm, wodurch das Risiko für Demenz und andere neurodegenerative Krankheiten sinkt. BCAAs halten somit nicht nur den Körper, sondern auch den Geist fit.

TIPP 38

Q_{10} ist pure Energie

Das Coenzym Q_{10} übernimmt eine zentrale Funktion in der Herstellung von Energiemolekülen in den Mitochondrien. Wie viel und wie schnell Energie gebildet wird, hängt in erster Linie davon ab, wie viel Q_{10} den Mitochondrien zur Verfügung steht. Da das Coenzym Q_{10} für die Energieherstellung essenziell ist, ist seine Konzentration in den Gewebearten, in denen besonders viel Energie benötigt wird, am höchsten: im Herzen, in den Nieren, in der Leber und in der Muskulatur. Außerdem neutralisiert Q_{10} freie Radikale. Neben Vitamin E ist es eines der wichtigsten fettlöslichen Antioxidantien.

Aufgrund seiner wichtigen Rolle im Energiestoffwechsel fördert Q_{10} die Kraft der Muskulatur. Außerdem schützt es vor freien Radikalen, die während des Trainings entstehen. In einer Studie wurde zudem festgestellt, dass Athleten schneller regenerieren, wenn sie gut mit Q_{10} versorgt sind.

Zellen bauen Q10 selbst

Damit die Zellen Q_{10} herstellen können, brauchen sie die entsprechenden Baumaterialien. Das sind einerseits die Aminosäuren Tyrosin und Phenylalanin. Wobei für die Herstellung eines Coenzyms Q_{10} nur eine Aminosäure nötig ist, entweder Tyrosin oder Phenylalanin. Die Aminosäuren werden in vier Schritten verändert und reagieren dann mit einem Zwischenprodukt aus dem Cholesterinstoffwechsel. Damit der gesamte Vorgang funktioniert, werden die Vitamine B_5, B_6, B_{12}, Folsäure, Vitamin C und Magnesium gebraucht. Zudem gibt es einen Stoff, der die Herstellung von Q_{10} ankurbelt, er heißt Betain. Betain kann wie die genannten Nährstoffe eingenommen werden. Natürlicherweise kommt Betain vor allem in Gemüse vor. Rote Bete enthält besonders viel des wertvollen Stoffs.[41]

Q10 muss auch gegessen werden

Neben der körpereigenen Herstellung ist die Aufnahme von Q_{10} über die Nahrung ebenfalls wichtig. Momentan wird davon ausgegangen, dass für eine optimale Gesundheit ca. 25 Prozent des benötigten Q_{10} gegessen werden sollten. Q_{10} kommt wie im menschlichen Körper vor allem in Muskulatur und inneren Organen vor. Daher sind Fleisch, Fisch und Geflügel besonders reich an Q_{10}. Auch Innereien sind gute Q_{10}-Lieferanten.

Statine hemmen die Bildung von Q10

Für die Synthese von Q_{10} benötigt der Körper Stoffe aus dem Cholesterinstoffwechsel. Tragischerweise blockieren Statine, das sind Cholesterinsenker, die Bildung eines bestimmten Stoffes, nämlich von Mevalonat. Mangelt es jedoch an dieser Substanz, kann der Körper nur vermindert Q_{10} herstellen. Das spürt man, den Muskeln und allen anderen Abläufen mangelt es an Energie.

PRAXISTIPP

Energiebooster

Wer kurzfristig den Energiestoffwechsel aufgrund von Erkrankungen oder für Wettkampfleistungen ankurbeln möchte, kann 100 bis 300 Milligramm Coenzym Q_{10} pro Tag zusätzlich einnehmen.

TIPP 39

Nur mit ausreichend Wasser funktioniert's

Jede Zelle ist mit Wasser gefüllt und auch die Zellzwischenräume enthalten Wasser. Blut und Lymphe bestehen zum Großteil aus Wasser, im Magen und im Darm wird Wasser für die Verdauung gebraucht. Fast alle Abläufe im Körper benötigen das eine: Wasser.

Der Mensch besteht zum Großteil aus Wasser

50–65 Prozent des Körpergewichts eines normalgewichtigen Erwachsenen kommen durch Wasser zustande. Wenn Sie beispielsweise 70 Kilogramm wiegen und der Anteil an Wasser beträgt 60 Prozent, dann enthält Ihr Körper 42 Liter Wasser. Das ist eine ganze Menge. Muskelgewebe besteht aus ca. 75 Prozent Wasser, selbst Knochen haben einen Wasseranteil von 20 bis 25 Prozent. Der Anteil von Wasser im Körperfett ist viel geringer als im Muskelgewebe und liegt bei ca. 25 Prozent. Daher führt Übergewicht zur Abnahme des Gesamtkörperwassers. Bei adipösen Personen kann der Anteil auf bis zu 45 Prozent absinken.

Wenn Sie Durst verspüren, sind Sie bereits dehydriert

Das Gesamtkörperwasser kann akut durch hartes Training, Schwitzen, Aufenthalt in großer Hitze, auch durch Saunieren oder durch körperlich anstrengendes Arbeiten abnehmen. Wenn man Durst verspürt, ist das Gesamtkörperwasser bereits um ein bis zwei Prozent reduziert. Wer schnell und ausreichend nach einer akuten Dehydration trinkt, muss mit keinen negativen Folgen rechnen. Besser ist es, kontinuierlich zu trinken, sodass Durst erst gar nicht entsteht.

Chronische Dehydration macht krank

Anders ist es bei Menschen, die chronisch dehydriert sind. Wie viele davon betroffen sind, ist schwer zu sagen, aber einige Wissenschaftler gehen davon aus, dass es der Großteil der Bevölkerung ist. Der Körper gewöhnt sich an den Zustand und zeigt ihn immer seltener anhand von Durst an. Zudem verändern sich Körpersignale, wenn man über Jahre zu wenig trinkt. Häufig kommt es dann zum Verlangen nach einem süßen oder salzigen Snack, obwohl der Körper in erster Linie mehr Wasser braucht.

Die Abläufe im Körper gewöhnen sich leider nicht an den Zustand, sie leiden. Daher kann chronische Dehydration zu Konzentrationsschwäche, Muskelermüdung, Fatigue oder vielen weiteren Beschwerden führen.

Wer an chronischer Dehydration leidet, der kann den Zustand meist nicht beenden, indem er an mehreren Tagen hintereinander vermehrt Wasser in größeren Mengen trinkt. Oft helfen nur Elektrolytgetränke, die nicht auf einmal, sondern in kleineren Mengen, häufig über den Tag verteilt getrunken werden. Und das wochenlang. Doch es lohnt sich. Viele erhalten dadurch mehr Energie, Krankheitssymptome verschwinden, eine gute Hydration kann auch beim Abnehmen helfen.

Wie viel Wasser Sie brauchen

Jeder sollte darauf achten, dass er ausreichend trinkt. Wie viel das ist, kann von Person zu Person sehr unterschiedlich sein. Es hängt vom Körpergewicht, von der Größe, von der Außentemperatur und von der körperlichen Aktivität ab. Im Internet gibt es einige Wasserbedarfsrechner. Auch die Farbe des Urins gibt einem einen guten Anhaltspunkt. Selbst der Morgenurin sollte möglichst hell- bis blassgelb sein. Jedoch verändert auch die Einnahme von Vitamin C oder Eisen die Farbe des Urins. Um die Farbe besser überprüfen zu können, sollten Sie daher diese Nahrungsergänzungsmittel einige Tage nicht einnehmen. Dann urinieren Sie am Morgen in ein durchsichtiges Gefäß.

Selbst-Check

Trinke ich genug?

Meine Haut und meine Schleimhäute sind trocken.	j	n
Mein Urin ist dunkelgelb.	j	n
Ich habe häufig Verstopfung oder habe anhaltend Durchfall.	j	n
Ich leide an Schwindel.	j	n
Meine Muskulatur ist oft ermüdet.	j	n
Ich habe häufig Kopfschmerzen.	j	n
Ich leide an Bluthochdruck.	j	n
Meine Konzentration ist schlecht.	j	n
Ich habe häufig Muskelkrämpfe.	j	n
Ich habe Probleme beim Abnehmen.	j	n
Ich leide an Reflux bzw. Sodbrennen.	j	n
Ich habe oder hatte bereits Probleme mit Nierensteinen.	j	n
Ich habe häufig Heißhunger auf Süßes und/oder salzige Snacks.	j	n

Je häufiger Sie mit Ja geantwortet haben, umso wahrscheinlicher sind Sie chronisch dehydriert.

TIPP 40

No Carb ist besser als der Verzicht auf Fleisch

Vielen Patienten mit Gelenkschmerzen oder Rheuma wird der Verzicht auf tierische Nahrungsmittel empfohlen. Die Idee dahinter: Lebensmittel tierischen Ursprungs enthalten viel Arachidonsäure. Die Omega-6-Fettsäure führt zu Entzündungsreaktionen, unter anderem in Gelenken. Sie kommt vor allem in Hühnerfleisch, Eiern und Schweinefleisch vor.

Schädliche Omega-6-Fettsäuren aus Kohlenhydraten

Das ist zu kurz gedacht! Denn der Körper bildet Arachidonsäure auch selbst, und zwar aus Glukose, also aus Kohlenhydraten. Jemand, der sich vegetarisch ernährt, kann somit einen hohen Arachidonsäurespiegel aufweisen. Insbesondere wenn er viele Kohlenhydrate isst, was die meisten Vegetarier tun. Auch Rheumapatienten profitieren nicht, wenn sie auf tierische Nahrungsmittel verzichten. Denn auch sie werden in den allermeisten Fällen automatisch mehr Kohlenhydrate verzehren. Zudem nehmen sie weniger Proteine auf, die das Immunsystem jedoch zur Heilung dringend braucht.

Fett ist gesünder als Kohlenhydrate

Die Abläufe im Fettstoffwechsel sind noch nicht gut erforscht. Klar ist jedoch, dass nach dem Verzehr von Kohlenhydraten zunächst der Blutzuckerspiegel und dann der Insulinspiegel steigt. Insulin ist für den Transport des Zuckers aus dem Blut in die Körperzellen verantwortlich. Insbesondere wird der Zucker in die Leber transportiert. In den Zellen findet ein Umbau statt, auch Stoffwechsel genannt. Aus dem Zucker werden Fette, insbesondere Triglyceride. Aus den Triglyceriden entsteht wiederum Arachidonsäure. In einem Experiment mit Mäusen wurde die Wirkung einer fettreichen und einer kohlenhydratreichen Ernährung auf den Fettstoffwechsel untersucht. Der Arachidonsäurespiegel stieg bei den Mäusen an, die viele Kohlenhydrate zu fressen bekamen. Nicht aber bei denen, die viele Fette fraßen.[42]

Nährstoffmängel bringen Fettstoffwechsel durcheinander

Aber nicht nur der Verzehr von Kohlenhydraten führt zu einer erhöhten Arachidonsäurekonzentration, auch ein Mangel an den Vitaminen B_3, B_5, B_6, Biotin und Vitamin C können die schädliche Omega-6-Fettsäure ansteigen lassen. Denn es gibt ein Enzym, das Arachidonsäure in die entzündungshemmende Omega-3-Fettsäure EPA umbaut. Damit dieses Enzym jedoch funktioniert, braucht es die genannten Vitamine als Cofaktoren.[43] Damit der Fettsäurestoffwechsel insgesamt funktioniert, ist zudem Magnesium notwendig. Fehlt der Mineralstoff, geraten mehrere Abläufe aus dem Gleichgewicht.[44] Leider kommt Magnesiummangel sehr häufig vor.

Arachidonsäure ist per se nicht schlecht

Eine bestimmte Menge braucht der Körper, sie ist sogar essenziell, besonders für die Membranen von Muskel- und Nervenzellen. Zu wenig Arachidonsäure ist somit ebenso ungesund.

PRAXISTIPP !

Lassen Sie Ihre Fettsäuren untersuchen

Einige Labore untersuchen Fettsäureprofile. Manche bieten diesen Service im Zuge der Analyse des Omega-3-Indexes an. Fragen Sie in Ihrem Labor nach und lassen Sie Ihre Fettsäuren, inklusive der Arachidonsäure, untersuchen.

TIPP 41

Molke – das bewährte Hausmittel

Molke, oder auf Englisch Whey genannt, wurde bereits im Mittelalter heilende Kräfte zugesprochen. Im 18. und 19. Jahrhundert entstanden etliche Molke-Kurorte. Molke ist die Restflüssigkeit, die während der Käseherstellung entsteht. Sie enthält Molkenprotein, aber auch die Vitamine B_1, B_2 und B_6 sowie Kalium, Kalzium, Phosphor und weitere Mineralstoffe. Für die Herstellung von Molkenproteinpulver wird der Molke die Flüssigkeit entzogen, die vielen weiteren wertvollen Bestandteile bleiben erhalten. Vermarktet wird das Pulver häufig unter dem Namen Whey Protein.

Molke heilt

Bereits Paracelsus, der von ungefähr 1493 bis 1541 lebte, verwendete Molke zur Heilung verschiedener Erkrankungen. Im 18. und 19. Jahrhundert wurden mit Molke damalige Zivilisationskrankheiten behandelt, von denen vor allem Menschen aus den Städten betroffen waren. Sie litten an Unterernährung, Infektanfälligkeit, aber auch an Rheuma, Gicht und vor allem an Tuberkulose.

Heute ist Molkenprotein besonders bei Kraftsportlern beliebt, weil das Protein schnell vom Körper aufgenommen wird und positive Effekte beim Muskelaufbau zeigt.

Molke zur Wundheilung und gegen Osteoporose

Aber auch die gegenwärtige Forschung beschäftigt sich mit der heilenden Wirkung des speziellen Proteins. Insbesondere weil es Wachstumsfaktoren enthält, die Wundheilung, aber auch die Heilung von Knochen, Bändern und Sehnen beschleunigt. In einer Studie mit älteren Menschen erhielten die Probanden Molkenprotein zusammen mit Zink. Senioren leiden einerseits häufig an Protein- wie auch Zinkmangel, andererseits fördern Proteine die Aufnahme von Zink aus dem Darm. Bereits nach einer Woche zeigte sich eine Erhöhung des insulinähnlichen Wachstumsfaktors 1 (IGF-1). Die Wissenschaftler gehen davon aus, dass sowohl Molkenprotein als auch Zink zu dieser Erhöhung beigetragen haben. IGF-1 fördert die Entstehung neuer Knochenzellen und die Kollagensynthese. In der Niere erhöht IGF-1 den Vitamin-D-Stoffwechsel und beeinflusst somit den Kalzium- und Phosphatspiegel sowie die Mineralisierung der Knochen. In der Studie wurde zudem festgestellt, dass der Abbau der Knochensubstanz durch Osteoporose messbar nachließ. Und das bereits nach einer Woche![45]

Molke gegen Muskelschwund

In einer anderen Studie wurden Patienten mit Arthritis sowie Gesunde zum Vergleich mit Molke behandelt und ihre Muskulatur untersucht. Denn Personen, die an Arthritis leiden, haben ein erhöhtes Sarkopenierisiko, das ist der krankhafte Schwund von Muskelmasse und -funktion. Die Probanden nahmen das Protein ein und mussten mit nur einem Bein Übungen zur Stärkung der Muskulatur durchführen. Die Einnahme des Whey Proteins allein führte bereits zum Muskelaufbau bei den Gesunden wie bei den Arthritispatienten, wobei er durch die Kraftübungen noch verbessert wurde. Die Intervention führte in beiden Gruppen zur vermehrten Bildung eines bestimmten Wachstumsfaktors (HGF1), der zur Wundheilung beiträgt. Der Anstieg von HGF1 war jedoch bei den Arthritispatienten höher als bei den Gesunden.[46]

Vermehrte Bildung von Antioxidantien

Molkenprotein fördert außerdem die körpereigene Herstellung eines der stärksten Antioxidantien, nämlich Glutathion. Es schützt Mitochondrien, Zellen und Proteine vor den Angriffen freier Radikale. Zudem recycelt Glutathion oxidiertes und somit wirkungsloses Vitamin C und E, woraufhin die Vitamine auf ein Neues wieder als Antioxidantien wirken können. Glutathion erhöht außerdem den Transport von Aminosäuren durch die Zellmembranen, was sich förderlich auf die Kollagensynthese auswirkt und somit Muskulatur wie auch Knochen stärkt.

TIPP 42

Taurin für die Ausdauer

Laufen und Krafttraining wirken Wunder bei Rücken- und Knieschmerzen, bei rheumatischen Erkrankungen und vielen weiteren Leiden. Nur, wie soll man laufen gehen oder Krafttraining absolvieren, wenn man sofort total erschöpft ist? In so einem Fall kann Taurin helfen.

Muskelzellen brauchen Taurin

Taurin ist eine essenzielle Aminosäure. Das heißt, man muss sie essen. Hohe Taurinkonzentrationen weisen Krustentiere, Oktopus, einige Meeresalgen, aber auch Hühner- und Putenfleisch sowie Rindfleisch auf. Die essenzielle Aminosäure steuert in den Muskelzellen viele zentrale Funktionen. Nur dadurch kann Bewegung überhaupt stattfinden. Aufgrund der vielfältigen Wirkungsmechanismen zeigten sich in einer Studie verschiedene Veränderungen in der Skelettmuskulatur:

- **Leistungssteigerung:** In einer Studie mussten 18- bis 20-Jährige bis zur Erschöpfung auf dem Fahrradergometer strampeln. Dabei zeigte sich, dass Taurin den VO_2max erhöhte. Als VO_2max wird die maximale Menge Sauerstoff, die der Körper verarbeiten kann, bezeichnet. Je höher der VO_2max, umso besser die sportliche Leistung.
- **Verbesserte Ausdauer:** In der gleichen Studie zeigte sich, dass die höhere Leistung auch länger gehalten wurde. Taurin steigert somit die Ausdauer.
- **Mehr Kraft:** Außerdem hatten in dem Versuch jene Probanden, die Taurin erhielten, mehr Kraft. Sie strampelten auf dem Fahrradergometer bei höheren Wattzahlen.

Taurin wirkt nicht nur auf die Skelettmuskulatur, sondern auch auf die des Herzens:

- **Stärkeres Herz:** Durch Taurin wird das Herz kräftiger und kann schneller schlagen.

Laufanfänger profitieren von diesen Effekten genauso wie langjährige Sportler. Sie merken die gesteigerte Leistung, Ausdauer und Kraft sogar deutlicher.

Taurin entschärft freie Radikale

Beim Sport entstehen vermehrt freie Radikale. Das ist ganz normal, denn sie entstehen bei allen Stoffwechselvorgängen. Während des Sports steigt bekannterweise der Stoffwechsel und somit auch die Konzentration an freien Radikalen. Taurin entschärft sie, so können sie keinen Schaden anstellen. Taurin wirkt den freien Radikalen in den Mitochondrien effizient entgegen, von denen es in der Skelett- und der Herzmuskulatur besonders viele gibt. Diese Wirkung des Taurins ist daher auch für alle interessant, die an einer chronischen Erkrankung leiden. Denn viele der Beschwerden gehen mit mitochondrialer Dysfunktion einher, die unter anderem durch eine zu starke Belastung durch freie Radikale in den Mitochondrien entsteht.

PRAXISTIPP

Verwöhnen Sie sich mit Taurin

Zur Stärkung Ihrer Leistungsfähigkeit können Sie täglich 1 bis 3 Gramm Taurin einnehmen.

TIPP **43**

Gewürz mit erstaunlicher Wirkung

Kurkuma, auch Gelbwurzel genannt, ist in Asien ein gängiges Gewürz. Es enthält ca. drei Prozent Curcumin, einen natürlichen gelben Farbstoff, der entzündungshemmend wirkt!

Gewürzforschung

Koreanische Wissenschaftler untersuchten die Wirkung von Curcumin bei chronischen Nervenschmerzen. Sie fanden heraus, dass Curcumin die Konzentration von Cox2, einem Enzym, das Entzündungen hervorruft, im Blut signifikant reduzierte und Schmerzen nachließen.[47]

Laut einer Metaanalyse, also einer Forschungsarbeit, die viele bereits veröffentlichte Ergebnisse zusammenfassend auswertet, wirkt Curcumin bei rheumatoider Arthritis genauso gut wie gängige Schmerzmittel. Der pflanzliche Farbstoff verursacht im Vergleich zu den Schmerzmitteln jedoch keine Nebenwirkungen.[48]

In Australien nahmen 70 Patienten mit rheumatoider Arthritis im Knie an einer Studie teil. Die Hälfte bekam 1000 Milligramm Curcumin pro Tag, die andere Hälfte ein Placebo. Weder die Probanden noch die Wissenschaftler wussten, wer den Wirkstoff und wer das Placebo erhielt. Nach zwölf Wochen hatten die Teilnehmer, die täglich Curcumin erhielten, signifikant weniger Schmerzen als jene aus der Placebogruppe.[49]

Curcumin braucht Fett

Wenn Kurkuma als Gewürz im Essen verwendet wird, ist es meist in etwas Fett gelöst. Das erklärt seine Wirkung, denn Curcumin ist nicht wasserlöslich. Heute gibt es Curcumin als Nahrungsergänzungsmittel zu kaufen, das bereits in Ölen gelöst ist. Diese Produkte sind viel wirkungsvoller als reines Curcumin, das vom Körper fast nicht aufgenommen wird.

TIPP 44

Die richtige Dosis Vitamin A

Vitamin A übernimmt eine zentrale Rolle bei der Bildung der Osteoblasten. Das sind die Zellen, die das Kollagen für die Knochenmatrix synthetisieren. Bei Vitamin-A-Mangel nimmt die Anzahl an Osteoblasten und somit auch die Kollagensynthese ab. Außerdem gelangt weniger Kalzium in die Knochenmatrix, weil auch die Einlagerung von Kalzium teilweise durch Vitamin A gesteuert wird. Vitamin-A-Mangel erhöht daher das Risiko von Knochenbrüchen und Bänderrissen. Langfristig kann der Mangel zur Entstehung von Osteoporose beitragen. Aber nicht nur zu wenig Vitamin A ist für die Knochen ungesund, zu viel ist es ebenfalls.

Vitamin A steckt vor allem in tierischen Nahrungsmitteln

Vitamin-A-Mangel kann viele Ursachen haben. Besonders Vegetarier und Veganer nehmen zu wenig von dem wichtigen Vitamin über die Nahrung auf. Denn Vitamin A, auch Retinol genannt, kommt vor allem in tierischen Nahrungsmitteln vor. In Gemüse steckt hingegen Betacarotin. Nur ca. drei Prozent des Betacarotins wird überhaupt absorbiert. Daraufhin muss es im Körper in Vitamin A umgewandelt werden. Wie gut das funktioniert, ist jedoch von Mensch zu Mensch sehr unterschiedlich. Ein beachtlicher Teil der Bevölkerung ist Träger einer Genvariante, die die Umwandlung von Betacarotin in Vitamin A um bis zu 70 Prozent reduziert.[50] Dann bleibt das Betacarotin aus Mohrrüben oder Roter Bete fast ungenutzt.

Kinder brauchen besonders viel

Kinder sind oft von einem Vitamin-A-Mangel betroffen, da sie einerseits nur wenig Vitamin A speichern können und andererseits aufgrund ihres Wachstums einen hohen Bedarf haben.

Stress, Medikamente und vieles mehr sind Vitamin-A-Diebe

Auch Stress, chronische Entzündungsreaktionen, Alkohol und Nikotin sowie Umweltgifte stören die Vitamin-A-Aufnahme und dessen Stoffwechsel. Liegen bereits Erkrankungen wie Schilddrüsenüberfunktion oder eine Störung der Fettresorption aufgrund von Problemen mit der Leber, der Gallenblase oder der Bauchspeicheldrüse vor, kann es ebenfalls zu einem Vitamin-A-Mangel kommen. Selbst einige Medikamente reduzieren die Aufnahme des Vitamins oder deren gespeicherten Vorräte. Dazu gehören Cholesterinsenker und bestimmte Schlafmittel.

Brüchige Knochen durch zu viel Vitamin A

Vitamin A gehört zu den fettlöslichen Vitaminen. Sie können sich im Gegensatz zu den wasserlöslichen Vitaminen wie Vitamin C oder den B-Vitaminen im Körper anreichern. Wer über einen langen Zeitraum Vitamin A in größeren Mengen einnimmt, kann einige Abläufe im Körper durcheinanderbringen, so auch die Kollagensynthese. Es gibt unterschiedliche Arten von Kollagen. Für die Knochen ist vor allem Typ 1 wichtig. Bei einer zu hohen Vitamin-A-Konzentration sinkt die Syntheserate des Typ-1-Kollagens ab. Stattdessen bildet sich mehr Kollagen der anderen Kollagenuntergruppen. Die veränderte Zusammensetzung des Kollagens macht die Knochen brüchiger.

PRAXISTIPP !

Lassen Sie Ihren Vitamin-A-Spiegel messen

Lassen Sie regelmäßig Ihren Vitamin-A-Spiegel kontrollieren. Zu wenig wie zu viel Vitamin A ist ungesund.

TIPP **45**

Kalzium muss in den Knochen bleiben

Wenn es um die Gesundheit von Knochen geht, wird schnell über Kalzium gesprochen. Allerdings brauchen nicht nur Knochen Kalzium, auch Bänder, Sehnen und Knorpel sind auf den Mineralstoff angewiesen. Kalzium ist einer der zentralen Stoffe im menschlichen Körper, selbst das Herz braucht ihn, damit es regelmäßig schlägt. Auch die Muskelbewegungen sind auf ihn angewiesen, und zwar auf zwei Arten: Einerseits ist Kalzium an der Signalweiterleitung in den Nervenzellen beteiligt, die den Bewegungsablauf der Muskulatur steuern. Andererseits kann sich die Muskulatur nur in Gegenwart von Kalzium zusammenziehen. Kalzium spielt selbst bei Verletzungen eine zentrale Rolle. Der Mineralstoff ist an der Blutgerinnung beteiligt.

Bei Mangel borgt sich der Körper Kalzium von den Knochen

Obwohl so viele Abläufe auf Kalzium angewiesen sind, stecken 99 Prozent des Mineralstoffs im Knochengewebe. Alle anderen Funktionen müssen mit den restlichen ein Prozent auskommen. Sinkt der Kalziumspiegel im Blut allerdings unter einen bestimmten Wert, signalisiert ein Hormon den Knochen, dass sie Kalzium ans Blut abgeben sollen. Was daraufhin auch prompt geschieht. Damit die Knochen nicht zu viel Kalzium verlieren, aktiviert das gleiche Hormon auch Vitamin D. Das Vitamin verstärkt daraufhin die Aufnahme von Kalzium aus der Nahrung. Als Drittes informiert das Hormon die Nieren, die daraufhin weniger Kalzium ausscheiden. Steigt der Kalziumspiegel im Blut wieder an, lässt die Aktivität des Hormons nach. Das in den Knochen gespeicherte Kalzium wird nicht weiter abgezogen. Das System funktioniert natürlich nur bei guter Vitamin-D-Versorgung. Aufgrund meiner Messungen seit 25 Jahren weiß ich, dass nur die Menschen ausreichend mit Vitamin D versorgt sind, die es zusätzlich einnehmen.

Bei Kalziummangel aufgrund unzureichender Kalziumaufnahme über die Nahrung wird den Knochen kontinuierlich Kalzium entzogen. Steigt die Kalziumaufnahme und ist gleichzeitig die Versorgung mit den Vitaminen D und K_2 auf gesundem Niveau, steigt normalerweise die Einlagerung von Kalzium ins Knochengewebe wieder. In einigen Fällen geschieht dies jedoch nicht, daher ist es besser, wenn man erst gar nicht in einen Kalziummangel gerät.

Kalzium aus Kohlgemüse wird besser aufgenommen als das aus Milch

Um Kalziummangel vorzubeugen, wird meist zum Verzehr von Milchprodukten geraten, weil diese eine hohe Konzentration des Mineralstoffes aufweisen. Das ist allerdings zu kurz gedacht. Denn wenn viel Kalzium in Lebensmitteln drinsteckt, heißt das noch lange nicht, dass genauso viel im Körper ankommt. Kalziumverbindungen sind meist recht groß, daher kann der Darm sie nicht besonders gut aufnehmen. Bei Milchprodukten sind es beispielsweise nur ca. 30 Prozent. In 100 Milliliter Milch stecken 125 Milligramm Kalzium. Im Körper kommen davon aber nur ca. 40 Milligramm an. Die Aufnahmerate wird als Bioverfügbarkeit bezeichnet. Viele Kohlsorten enthalten zwar weniger Kalzium als Milch, aber die Bioverfügbarkeit ist höher. 100 Gramm Chinakohl enthalten beispielsweise 92 Milligramm Kalzium im Durchschnitt. Die Bioverfügbarkeit beträgt 54 Prozent. Wer somit 100 Gramm Chinakohl isst, nimmt ca. 50 Milligramm Kalzium auf. Spinat ist hingegen ein ganz schlechter Kalziumlieferant. Er enthält zwar sehr viel, aber die Bioverfügbarkeit liegt bei nur fünf Prozent.

Selbst-Check

Leide ich eventuell an Kalziummangel?

Ich leide an grauem Star.	j	n
Ich habe psychische Probleme.	j	n
Meine Verdauung ist gestört.	j	n
Ich leide an Karies und/oder Parodontose.	j	n
Meine Fingernägel sind brüchig.	j	n
Ich habe Herz-Kreislauf-Probleme.	j	n
Ich habe regelmäßig Muskelkrämpfe.	j	n
Meine Muskulatur zittert häufig.	j	n
Meine Haut ist trocken und/oder kribbelt.	j	n
Ich habe Schlafstörungen.	j	n
Ich habe dünnes Haar.	j	n
Ich habe Probleme abzunehmen.	j	n
Ich nehme harntreibende Arzneimittel ein.	j	n

Je häufiger Sie mit Ja geantwortet haben, umso eher leiden Sie an einem Kalziummangel. Wirklich sichergehen können Sie nur, wenn Sie Ihren Kalziumspiegel im Labor untersuchen lassen.

TIPP 46

Der Körper braucht alle essenziellen Stoffe

Die Abläufe im menschlichen Körper funktionieren nur richtig, wenn er mit allen 47 essenziellen Nährstoffen versorgt ist. Essenziell heißt, diese Stoffe müssen gegessen werden, der Körper kann sie nicht oder nur in unzureichenden Mengen selbst herstellen.

Heutiges Wissen nutzen

Fehlt ein Stoff oder steht er nur in unzureichender Menge zur Verfügung, gerät der Körper aus dem Gleichgewicht, auf Dauer entstehen Krankheiten. Heutzutage verfügen wir über dieses Wissen. Wir befinden uns in einer sehr glücklichen Lage! Wir wissen, welche Stoffe essenziell sind, die Wissenschaft weiß grob, wie hoch die Blutwerte sein sollten, damit die Versorgung ausreicht. Es liegt an Ihnen, dieses Wissen auch anzuwenden.

Gesundheit braucht mehr als nur Nährstoffe

Die Nährstoffe sind das Essenzielle, der Grundbaustein. Gesundheit hängt aber auch davon ab, was Sie mit Ihrem Körper tun und wie Sie denken. Wenn Sie sich kaum bewegen und sich Ihre Gedanken ständig um Zeitdruck oder die vielen Desaster in der Welt drehen, werden Sie allein durch Nährstoffe nicht zu einem energiegeladenen, glücklichen Menschen. Dafür braucht es alles: Ernährung – Bewegung – Denken.

Nährstoffe arbeiten komplex zusammen

Die verschiedenen Nährstoffe übernehmen zwar vorrangig bestimmte Aufgaben, aber letztlich arbeiten sie alle zusammen. Daher kann man von einer Erkrankung nicht auf bestimmte Mängel schließen. Beispielsweise können unterschiedliche Mängel die Knochendichte vermindern. Sie nimmt ab, wenn Proteine fehlen oder Vitamin D, Kalzium, Magnesium oder Phosphor. Auch ein hoher Homocysteinspiegel oder ein hoher Konsum von Kohlenhydraten lässt Knochen weicher werden, genauso wie Bewegungsmangel. Oft ist es eine Mischung aus belastenden und fehlenden Stoffen, die zu den Beschwerden führen. Diese Mischung kann von Person zu Person unterschiedlich sein, auch wenn sie äußerlich sehr ähnliche Symptome aufweisen.

Das sind die 47 essenziellen Nährstoffe:

13 Vitamine

- Vitamin A
- B-Vitamine: B_1, B_2, Niacin (B_3), B_5, B_6, Biotin (B_7 oder Vitamin H), Folsäure (B_9), B_{12}
- Vitamin C
- Vitamin D
- Vitamin E
- Vitamin K

22 Mineralstoffe

- Chlorid
- Chrom
- Eisen
- Fluorid
- Jod
- Kalium
- Kalzium
- Kobalt
- Kupfer
- Lithium
- Magnesium
- Mangan
- Molybdän
- Natrium
- Nickel
- Phosphor
- Rubidium
- Schwefel
- Selen
- Silizium
- Vanadium
- Zink

2 Fettsäuren

- Omega 3
- Omega 6

10 Aminosäuren

- Arginin
- Isoleucin
- Leucin
- Valin
- Lysin
- Methionin
- Phenylalanin
- Threonin
- Tryptophan
- Histidin

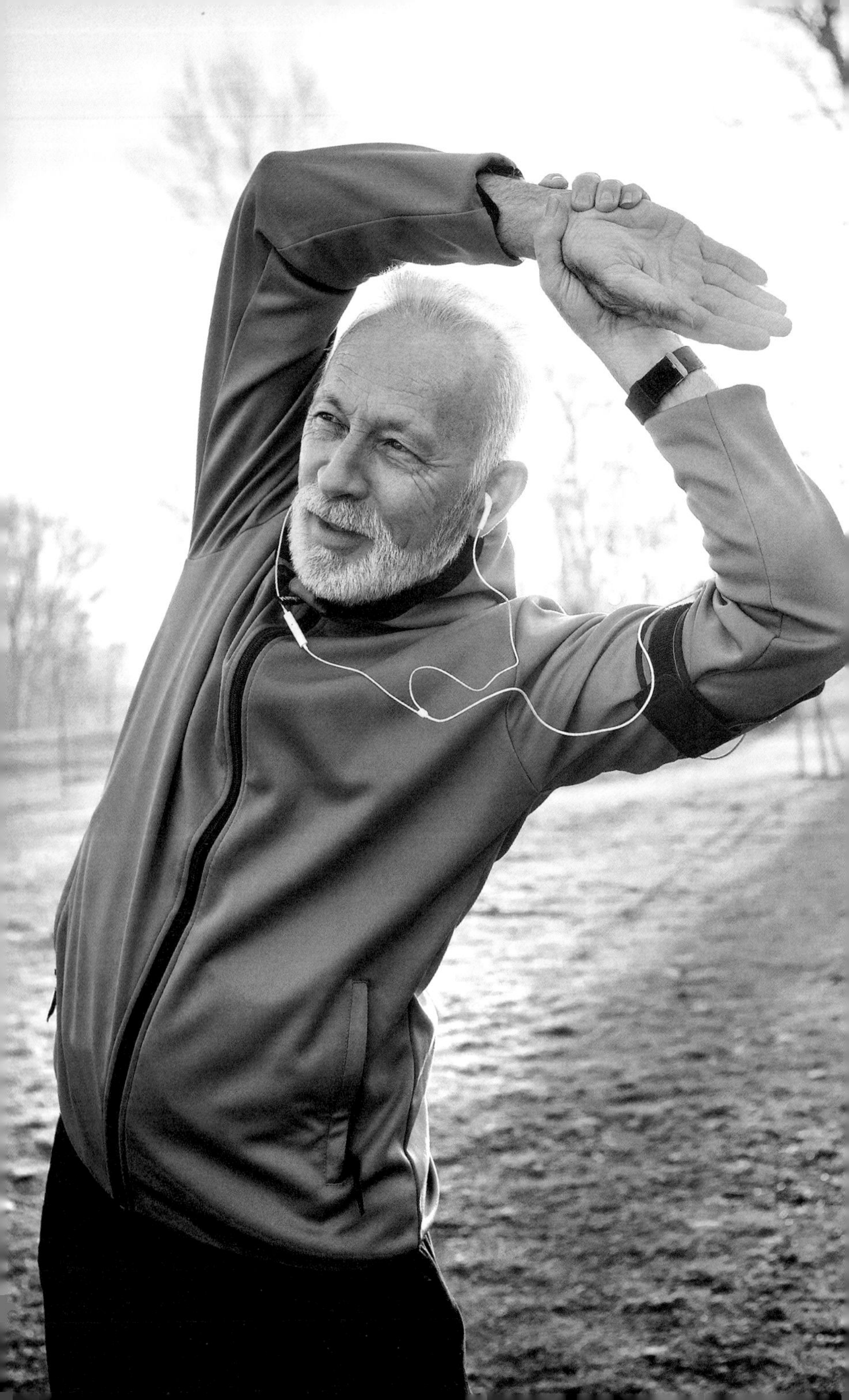

Bewegung ist Medizin

Muskeln und Ausdauer sorgen für ein langes und gesundes Leben, sie sind die natürlichste und beste Medizin. Schmerzen verschwinden mit Kraft- und Dehnübungen. Lesen Sie außerdem, wie Sie durchs Laufen ein glücklicherer, energiegeladener und gleichzeitig entspannterer Mensch werden.

TIPP 47

Muskeln halten jung

Muskeln sind die treibende Kraft für den Energiestoffwechsel. Dabei geht es um viel mehr als nur um das Verbrennen überflüssiger Pfunde. Wenn der Energiestoffwechsel steigt, steht jeder Zelle mehr Energie zur Verfügung. Das Herz pumpt besser, in allen Zellen werden vermehrt Enzyme oder andere Stoffe, die der Körper für die vielen Stoffwechselabläufe braucht, gebildet. Kranke Zellen werden schneller repariert oder entsorgt. Doch damit sich ausreichend Muskulatur für diese positiven Effekte bildet, ist Sport Voraussetzung.

Mehr Muskeln – längere Telomere – längeres Leben

Wer Muskeln hat, der hat längere Telomere. Telomere sind eine bestimmte Art von DNA, die sich an den Enden der Chromosomen befinden, also an den Enden der aufgewickelten und verknäulten DNA. Die Telomere stabilisieren die Chromosomen. Im menschlichen Körper werden unentwegt neue Zellen gebildet, auch noch im hohen Alter. Neue Zellen entstehen, indem sich bestehende Zellen teilen. Bei jeder Teilung verkürzen sich die Telomere. Es gibt eine kritische Länge oder besser gesagt Kürze. Liegt die Länge der Telomere unterhalb dieses kritischen Werts, leitet die Zelle den programmierten Zelltod ein. In der Wissenschaft wird von Apoptose gesprochen. Im Alter sterben immer mehr Zellen durch Apoptose ab. Oder anders formuliert, immer mehr Zellen sterben, weil ihre Telomere zu kurz sind. Wäre da nicht ein Enzym, die Telomerase, sie verlängert die Telomere wieder. In mehreren Studien wurde mittlerweile festgestellt, dass muskulöse Sportler längere Telomere besitzen als gleichaltrige Bewegungsmuffel. Dieser Effekt besteht unabhängig von Geschlecht und Alter.[51]

TIPP **48**

Ausdauer ist die beste Lebensversicherung

Muskeln halten nicht nur jung, weil sie den Energiehaushalt erhöhen und weil sie wichtige Stoffe für das Immunsystem herstellen. Sie halten auch jung, weil durch sie Telomere länger werden. Zudem leben Menschen länger, wenn sie eine gute bis sehr gute körperliche Ausdauer haben, die wiederum auch von der Muskulatur abhängt.

Ausdauer sagt Lebenserwartung vorher

Wissenschaftler aus Dänemark erforschten den Zusammenhang zwischen körperlicher Ausdauer und Lebenserwartung in einer Langzeitstudie. Hierzu maßen sie die maximale Sauerstoffaufnahme (VO_2max) von 5107 Teilnehmern der Kopenhagener Männer-Studie, die 1970 begann. Die Versuchsteilnehmer waren zum Zeitpunkt der Untersuchung im Durchschnitt 49 Jahre alt. Während der 46-jährigen Laufzeit der Studie starben 92 Prozent der Männer. Jene mit den besten Werten für die maximale Sauerstoffaufnahme lebten im Durchschnitt fünf Jahre länger als jene, die Normalwerte aufwiesen. VO_2max wird in Milliliter Sauerstoff pro Minute gemessen. Die Wissenschaftler fanden heraus, dass pro zusätzlichem Milliliter Sauerstoff, der pro Minute vom Körper aufgenommen wird, sich die Lebenserwartung um durchschnittlich 45 Tage verlängert. Was jedoch besonders wichtig ist: Jene mit der höchsten Ausdauerleistung lebten nicht nur länger, sie waren vor allem länger gesund![52] Darauf kommt es an, wer will schon alt werden, aber die letzten Jahrzehnte krank sein?

Selbst-Check

Wie fit bin ich?

VO_2max-Messung

Wenn Sie es ganz genau wissen wollen, lassen Sie einen VO_2max-Test durchführen. Zentren oder Praxen, die sportliche Leistungsdiagnostik anbieten, sind für diese Tests ausgestattet.

Cooper-Test

Diesen Test können Sie allein durchführen, Sie brauchen lediglich eine Stoppuhr und die Möglichkeit, in einem Stadion Runden zu drehen. Diese sind normalerweise 400 Meter lang. Mit einer Smartwatch oder einem anderen Fitnesstracker, der Ihre gelaufene Strecke genau misst, können Sie den Selbsttest auch im Wald oder Park durchführen. Laufen Sie 12 Minuten lang so schnell Sie können, um in dieser Zeit möglichst viel Strecke zurückzulegen.

Cooper-Test für Erwachsene						
Alter/ Geschlecht		ausgezeichnet	sehr gut	gut	mittelmäßig	schlecht
20 bis 40	F	› 2800 m	2500–2800 m	2200–2500 m	1900–2200 m	‹ 1900 m
	M	› 3200 m	2900–3200 m	2600–2900 m	2300–2600 m	‹ 2300 m
40 bis 50	F	› 2600 m	2300–2600 m	2000–2300 m	1700–2000 m	‹ 1700 m
	M	› 3000 m	2700–3000 m	2400–2700 m	2100–2400 m	‹ 2100 m
50 bis 70	F	› 2400 m	2100–2400 m	1800–2100 m	1500–1800 m	‹ 1500 m
	M	› 2800 m	2500–2800 m	2200–2500 m	1900–2200 m	‹ 1900 m

TIPP 49

Plank – die magische Übung

Plank heißt wörtlich übersetzt Planke. Die Übung heißt so, weil Kopf bis Fersen so gerade wie eine Planke gehalten werden sollen, während man sich auf den Unterarmen abstützt. Im Deutschen wird auch vom Unterarmstütz gesprochen – das hört sich nicht so sexy an.

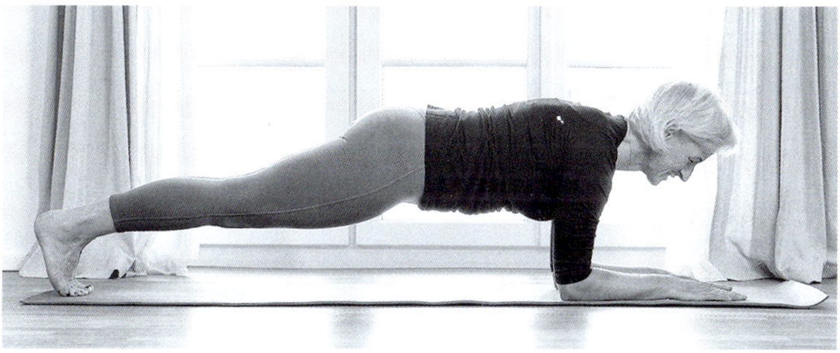

Planks sind ein hocheffektives Training für die Rumpfmuskulatur, aber auch für die Armmuskulatur, die des Nackens und der Schultern, selbst Oberschenkel und Gesäß werden gestärkt. Mit nur wenigen Minuten täglichem Planking hält man sich bis ins hohe Alter fit. Man beugt Rückenschmerzen und Bandscheibenvorfällen vor. Außerdem verbessert sich die Körperhaltung. Im Idealfall entwickelt sich ein Sixpack, der sieht bei Frauen ebenso attraktiv aus wie bei Männern.

Hochintensiver Trainingsreiz

Planks gehören zu den isometrischen Übungen, das heißt, eine Position wird statisch gehalten. Die Muskulatur kontrahiert während der gesamten Dauer, das führt zu einem hochintensiven Trainingsreiz. Isometrische Übungen führen daher zu nennenswertem Kraftzuwachs bei nur geringem Zeitaufwand. Je länger Sie die Plank halten, umso stärker wird Ihre Muskulatur brennen und gleichzeitig ermüden.

PRAXISTIPP

Planking

- Nehmen Sie die Plank-Position auf einem rutschfesten Untergrund wie einer Yogamatte ein. Legen Sie Ihre Unterarme schulterbreit auf den Boden und bilden Sie mit den Händen leichte Fäuste. Der Winkel zwischen Unter- und Oberarm sollte 90 Grad betragen. Stützen Sie sich zudem mit der Unterseite Ihrer Zehen ab. Die Fußsohlen befinden sich ungefähr im rechten Winkel zu den Zehen.
- Halten Sie Ihren gesamten Körper von Kopf bis zu den Fersen gerade wie eine Planke. Schauen Sie auf den Boden. Wenn möglich, überprüfen Sie Ihre Position im Spiegel oder lassen Sie Ihre Plank-Haltung von Familienmitgliedern oder Freunden beurteilen. Diese können Sie auch fotografieren.
- Halten Sie zunächst die Position für zehn Sekunden. Atmen Sie dabei gleichmäßig und tief. Nach etwas Übung verlängern Sie die Haltezeiten auf 30, 45 und 60 Sekunden bis hin zu zwei Minuten.
- Sie können auch Sätze von mehreren Wiederholungen durchführen, wobei Sie die Plank jedes Mal zehn Sekunden halten und dazwischen eine kurze Pause einlegen.
- Sie können die Übung schnell am Morgen oder am Abend durchführen. Oder an Ihrem Arbeitsplatz, wenn Sie die Möglichkeit dafür haben!

TIPP **50**

Das tägliche Mini-Kraftprogramm

Jeder Muskel sollte voller Kraft stecken, doch sind die großen Muskelpartien in Rücken, Bauch, Gesäß, Oberschenkel und Schultern für eine aufrechte Körperhaltung die wichtigsten. Je nachdem, unter welchen gesundheitlichen Problemen Sie leiden, sollten Sie nach speziellen Kraftübungen suchen. Beispielsweise gibt es viele Übungen zum Aufbau der Beinmuskulatur, um Knieschmerzen entgegenzuwirken. Im Folgenden finden Sie fünf Übungen zur Stärkung der großen Muskelgruppen:

Kniebeugen

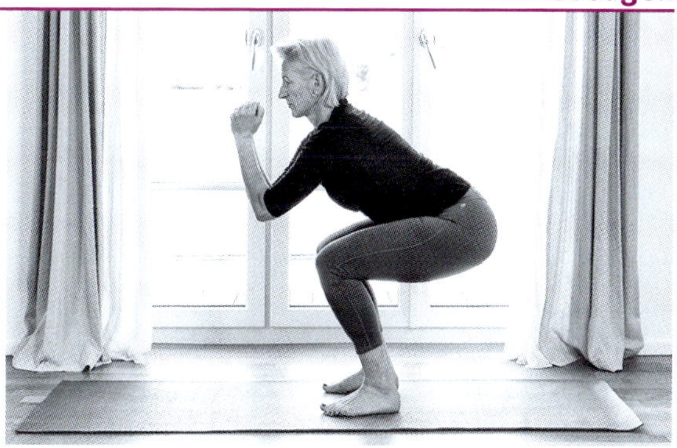

Stellen Sie sich locker hin, Füße etwas mehr als hüftbreit auseinander, die Knie zeigen leicht nach außen. Gehen Sie in die Knie, dabei sollten die gesamten Fußunterflächen weiterhin Bodenkontakt behalten. Achten Sie beim In-die-Knie-Gehen auf einen geraden Rücken. Wenn Sie in die Knie gehen, führen Sie gleichzeitig Ihre Arme nach oben, winkeln Sie sie etwas ab und führen Sie Ihre Hände vor dem Brustkorb zusammen. Wenn Sie sich wieder strecken, lösen Sie Ihre Hände und führen Sie sie wieder neben den Oberkörper. Je nach Ihrer Kondition wiederholen Sie die Kniebeuge 10- bis 60-Mal. Durch Kniebeugen wird die Muskulatur in Rücken, Bauch, Oberschenkel und Gesäß gestärkt.

Ausfallschritt

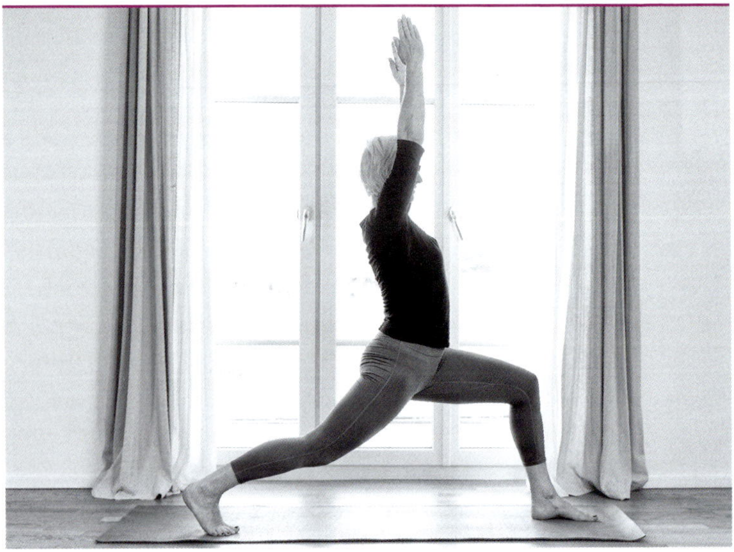

Platzieren Sie ein Bein weit vor Ihrem Oberkörper und senken Sie Ihr Becken in Richtung Boden. Unter- und Oberschenkel des vorderen Beines sollten in einem 90-Grad-Winkel zueinander stehen, das Knie darf nicht über die Fußspitze hinausragen. Das hintere Bein ist gestreckt, die Arme nach oben gestreckt. Halten Sie diese Position, bis Ihr vorderes Bein zu zittern beginnt und dann noch etwas länger. Stellen Sie sich wieder normal hin, wechseln Sie dann die Seite. Mit dieser Übung kräftigen Sie die Oberschenkelvorderseite, Ihre Rücken- und Bauchmuskulatur sowie die Ihrer Arme.

Dirty Dog

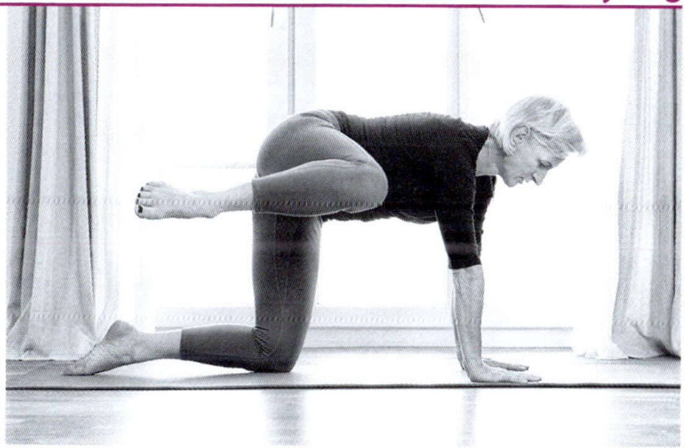

Begeben Sie sich in den Vierfüßlerstand, Ihre Hände sind unter Ihren Schultern platziert, zwischen Armen und Oberkörper besteht ein 90-Grad-Winkel. Ihre Knie befinden sich unter Ihrer Hüfte, der Winkel zwischen Oberschenkel und Bauch beträgt 90 Grad. Halten Sie den Rücken gerade. Strecken Sie die Fußspitzen aus, sodass die Oberseite Ihres Fußes den Boden berührt. Drehen Sie nun ein Bein angewinkelt zur Seite aus. Halten Sie die höchste Position und spannen Sie die Gesäßmuskulatur drei Sekunden lang an. Setzen Sie das Bein wieder ab und wechseln Sie die Seite. Wiederholen Sie diese Hebeübung, bis Sie leichte Schmerzen im Gesäß verspüren.

Langsames Beinheben

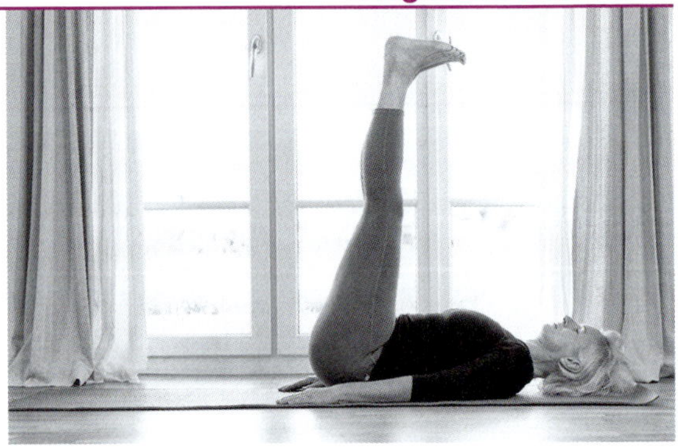

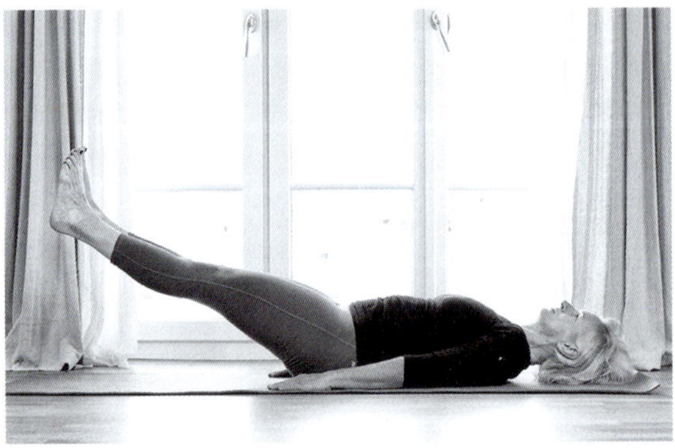

Legen Sie sich auf den Rücken und platzieren Sie Ihre Arme neben dem Körper. Dann heben Sie Ihre Beine an, sodass sie senkrecht nach oben zeigen. Zwischen Bauch und Oberschenkeln herrscht ein 90-Grad-Winkel. Als Nächstes senken Sie Ihre Beine langsam ab. Achten Sie darauf, dass der untere Rücken so nah wie möglich am Boden bleibt. Vermeiden Sie ein Hohlkreuz! Kurz bevor die Beine den Boden berühren, heben Sie sie wieder langsam an. Wiederholen Sie diese Übung, bis Sie leichte Schmerzen im Bauch verspüren.

Liegestütz

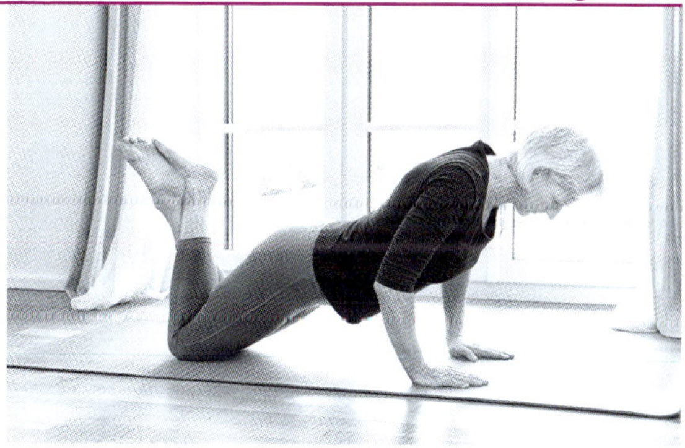

Den meisten Menschen fehlt die nötige Muskulatur, um den klassischen Liegestütz so durchzuführen, dass keine schädlichen Belastungen im Rumpf auftreten. Daher empfehle ich Liegestütz auf Knien. Mit ihm trainieren Sie die Muskulatur in Bauch, Rücken, Schultern und Armen hocheffektiv.

Nehmen Sie die Position für einen normalen Liegestütz ein, Ihre Hände sollten sich direkt unter Ihren Schultern befinden. Führen Sie nun Ihre Knie zum Boden, verschränken Sie Ihre Füße. Spannen Sie Ihren Rumpf an, beugen Sie Ihre Arme, sodass sich Ihr Oberkörper in Richtung Boden senkt. Strecken Sie Ihre Arme wieder. Wiederholen Sie die Bewegung, bis Sie einen leichten Schmerz in Ihren Armen und/oder den Schultern verspüren. Wenn Sie etwas fortgeschritten sind, führen Sie weitere Wiederholungen durch, nachdem Sie die ersten Schmerzen verspüren.

TIPP 51

Muskeln wollen Stretching

Die Beweglichkeit der Gelenke hängt von den Muskeln, Sehnen, Bändern und den Gelenkkapseln ab, die sie umgeben. Je flexibler Sie sind, umso größer ist der Umfang, mit dem Sie Ihre Gelenke schmerzfrei bewegen können. Die Flexibilität ist von Mensch zu Mensch sehr unterschiedlich. Für ein schmerzfreies Leben ist jedoch ein Minimum an Flexibilität Voraussetzung.

Fehlende Flexibilität kann zu folgenden gesundheitlichen Problemen führen:

Mangelnde Nährstoffversorgung der Gelenke

Ist die Bewegung eingeschränkt, nimmt die Blutversorgung in Muskulatur, Knochen sowie Sehnen und Bändern ab. Dadurch entsteht ein Nährstoffmangel im Gelenk. Bei eingeschränkter Beweglichkeit nimmt die Menge an Gelenkflüssigkeit ebenfalls ab. Gelenkknorpel besitzen jedoch keine eigenen Blutgefäße und werden nur über die Gelenkflüssigkeit mit Nährstoffen versorgt. Nimmt ihr Volumen ab, schädigt das auf Dauer den Knorpel. Auch Bänder, Sehnen und Gelenkkapseln leiden.

Mangelnder Gelenkschutz

Bei verminderter Flexibilität ist meist eine Muskelgruppe an einem Gelenk verkürzt. Die ihr entgegengesetzte Muskelgruppe arbeitet daraufhin umso intensiver. Nur so können die Muskeln die erwünschte Bewegung ausführen. Auf Dauer ermüdet die Muskulatur dadurch. Muskeln sind aber nicht nur für die Ausübung von Bewegungen da, sondern auch für den Schutz der Gelenke. Ermüdete Muskeln können ihrer Schutzfunktion nicht mehr richtig nachgehen.

Anormale Belastungen

Unbeweglichkeit geht häufig mit verkürzten Muskeln einher. Diese Verkürzungen führen zu unnormal hohen Belastungen, die auf Knorpel und Bandscheiben einwirken. Auf Dauer werden sie dadurch geschädigt. Selbst Sehnenentzündungen können durch verkürzte Muskelgruppen entstehen.

PRAXISTIPP

So dehnen Sie sich richtig

- Ihr Stretchingprogramm sollte alle großen Muskelgruppen berücksichtigen.
- Ihr Körper sollte bereits etwas erwärmt sein. Sie können sich mit Seilspringen oder Kniebeugen oder anderen anstrengenden Übungen aufwärmen. Das erhöht den Blutfluss, was sich als Wärme bemerkbar macht. Aufgewärmte Muskeln, Bänder und Sehnen sind elastischer als kalte.
- Nehmen Sie die Körperpositionen zur Dehnübung so weit ein, bis Sie das Gefühl von Gegenspannung haben. An diesem Punkt halten Sie die Position. Atmen Sie ruhig ein und aus. Eventuell gehen Sie nach einiger Zeit etwas tiefer in die Dehnung. Sie sollten während der gesamten Zeit zwar das Gefühl von Gegenspannung haben, es sollten aber keine unangenehmen Schmerzen auftreten.
- Jede Stretchingübung sollte langsam und mit hoher Körperwahrnehmung durchgeführt werden.
- Wenn Sie eine Muskelgruppe dehnen, sollten Sie die gestretchte Körperstellung für mindestens 30 Sekunden halten. Wenn Sie geübter sind, können Sie die Dehnungen länger halten. Ideal sind ein bis zwei Minuten pro Position.

TIPP **52**

Das tägliche Mini-Stretchingprogramm

Damit sich Ihre Muskeln, Sehnen und Bänder nicht verkürzen, sollten Sie sich mehrmals wöchentlich, am besten täglich dehnen. Ein paar schnelle Übungen, die für jeden das Richtige sind, gibt es nicht, denn jeder tendiert zu leicht anderen Problemen. Einer leidet mehr unter Verspannungen im Schulterbereich, ein anderer im unteren Rücken. Ich habe Ihnen trotzdem ein paar Stretchingübungen zusammengestellt, die viele Körperbereiche abdecken. Noch besser ist es, wenn Sie nach weiteren im Internet oder in Fitnessbüchern suchen und diese ebenfalls regelmäßig durchführen.

Wade

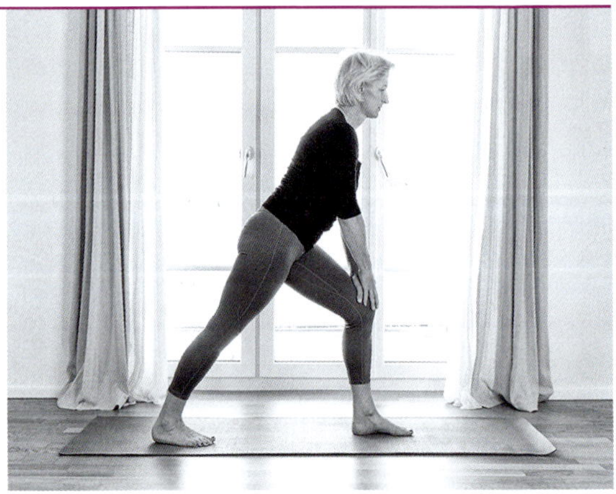

Nehmen Sie den Ausfallschritt ein. Dabei ist das vordere Bein gebeugt. Der Fuß des hinteren Beins sollte komplett auf dem Boden aufsetzen und in der hinteren Wade das Gefühl von Spannung auftreten. Halten Sie die Position für 30 bis 60 Sekunden. Verlassen Sie langsam die Körperhaltung und dehnen Sie die Wade des anderen Beins.

Rücken

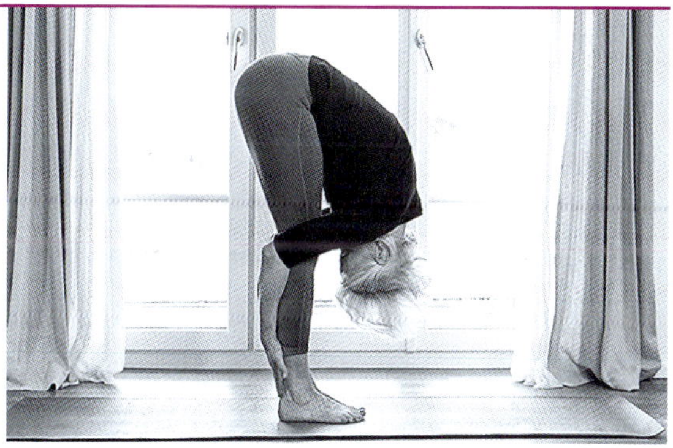

Stellen Sie beide Füße nebeneinander und beugen Sie sich nach vorne über, Ihre Beine bleiben dabei gestreckt. Lassen Sie Ihren Kopf nach unten hängen. Umfassen Sie Ihre Waden und ziehen Sie Ihren Oberkörper zu Ihren Oberschenkeln. Halten Sie die Position für 30 bis 60 Sekunden.

Gesäß

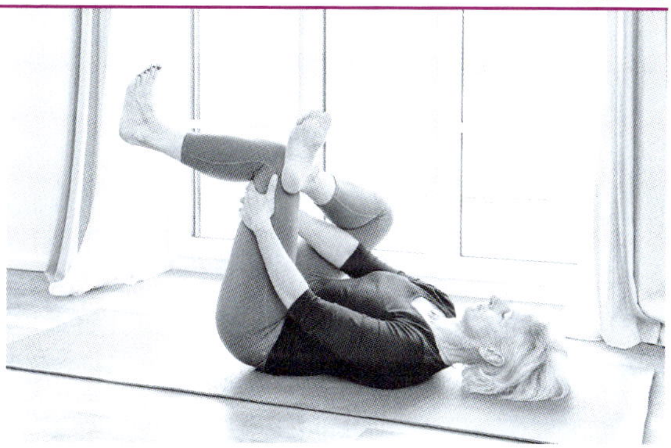

Legen Sie sich auf den Rücken. Winkeln Sie das linke Bein an, drehen Sie den Unterschenkel um 90 Grad und führen Sie ihn in Richtung Oberkörper. Winkeln Sie Ihr rechtes Bein an und führen Sie es zum linken Bein, bis sie sich berühren. Umgreifen Sie mit Ihren Händen das rechte Bein in der Kniekehle. Ziehen Sie dann beide Beine in Richtung Oberkörper. Halten Sie die Position für 30 bis 60 Sekunden, dann führen Sie die Übung mit gewechselter Beinposition noch einmal durch.

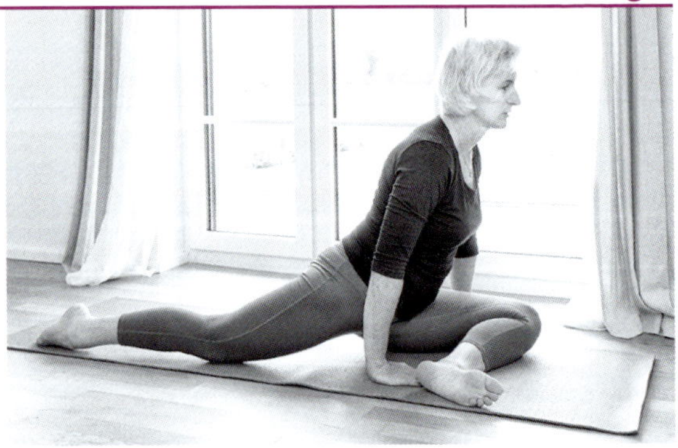

Gehen Sie auf alle viere auf den Boden. Legen Sie Ihr rechtes Bein vor sich ab, dabei sollte ein Winkel von ca. 90 Grad zwischen Unter- und Oberschenkel entstehen. Strecken Sie das linke Bein gerade nach hinten. Drücken Sie die Hüfte auf der Seite des gestreckten Beins in Richtung Boden. Wenn Sie nicht sehr beweglich sind, wird sich Ihre Hüfte weit über dem Boden befinden. Nehmen Sie die Position ein, so gut Sie können. Eventuell hilft es Ihnen, wenn Sie den Unterschenkel des vorderen Beins etwas in Richtung Oberschenkel führen. Halten Sie die Position für ca. 30 bis 60 Sekunden. Dann führen Sie die Übung mit gewechselter Beinposition noch einmal durch.

Vordere Oberschenkelmuskulatur

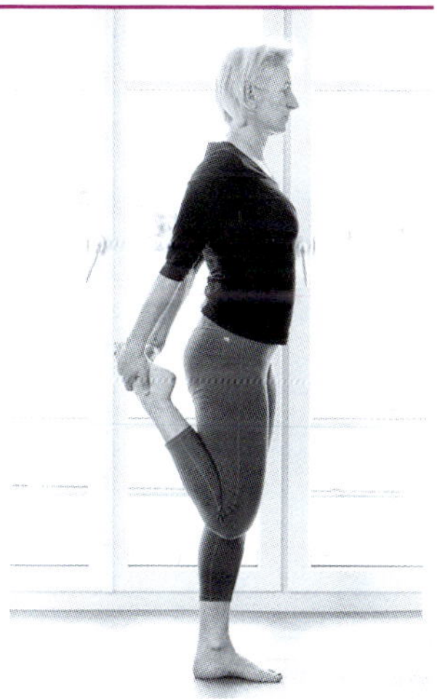

Stellen Sie sich aufrecht hin und führen Sie einen Fuß in Richtung Gesäß. Umgreifen Sie mit einer oder beiden Händen das Fußgelenk und ziehen Sie es aktiv zum Gesäß. Ihre Knie halten Sie währenddessen nebeneinander. Es sollte in der vorderen Oberschenkelmuskulatur des angewinkelten Beins ziehen. Halten Sie die Position für 30 bis 60 Sekunden. Danach dehnen Sie das andere Bein.

Brust

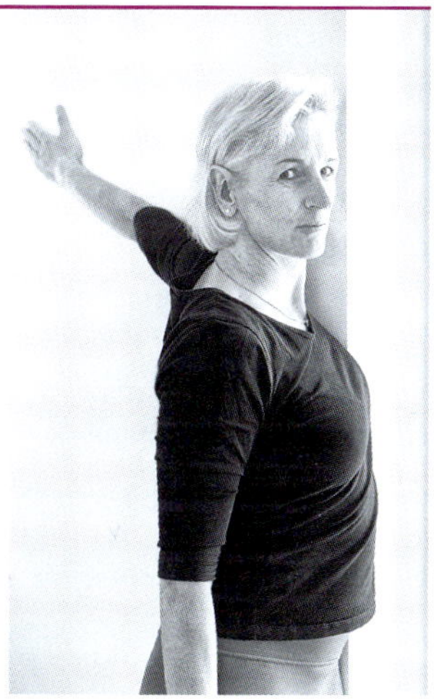

Stellen Sie sich neben eine Tür oder Wand, die Beine etwas mehr als hüftbreit auseinander. Strecken Sie einen Arm lang nach hinten. Zwischen Arm und Oberkörper sollte sich ein 90-Grad-Winkel befinden, Ihr Arm sollte über die gesamte Länge Kontakt mit der Wand oder der Tür haben. Drehen Sie Ihren Körper um die Längsachse von der Wand weg. Die Dehnung sollte in der vorderen Schulter und in der Brust zu spüren sein. Halten Sie die Position für 30 bis 60 Sekunden. Dehnen Sie danach die andere Seite.

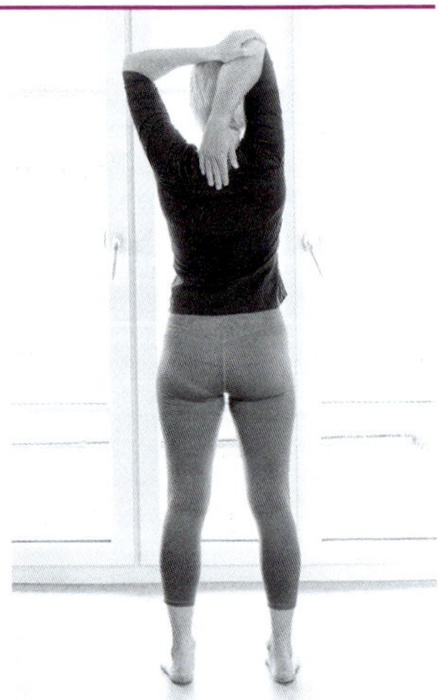

Stehen Sie aufrecht, die Beine etwas mehr als hüftbreit auseinander. Führen Sie einen Arm hinter Ihren Kopf bis zwischen die Schulterblätter. Umfassen Sie mit der anderen Hand den Ellbogen und ziehen Sie an dem abgewinkelten Arm. Achten Sie auf Ihren Kopf, er sollte währenddessen gerade sein und Ihr Hals locker. Sie sollten in Schulter und Oberarm eine Spannung fühlen. Halten Sie die Position für 30 bis 60 Sekunden. Wechseln Sie dann die Seite.

TIPP 53

Sanft in den Schmerz trainieren

Schmerzen sind immer ein Warnhinweis für eine Entzündungsreaktion. Doch die Gründe für die Entzündungen sind sehr unterschiedlich. Je nach Ursache sollten Sie daher entscheiden, ob Sie sich schonen oder sanft in den Schmerz trainieren. Die allermeisten Schmerzen nehmen ab, wenn Sie im passenden Rahmen weiter Sport treiben.

Schmerzen durch Muskelkater

Auch Muskelkater entsteht aufgrund winziger Entzündungsherde. Durch ungewohnte Bewegungen oder erhöhte Bewegungsintensität kommt es zu kleinen Rissen in den Muskelfasern. Mithilfe der Entzündungsreaktion repariert der Körper diese. Sportanfänger haben meist heftigeren Muskelkater als jene, die seit Jahren regelmäßig und intensiv trainieren. Mit Muskelkater kann und sollte man weiter Sport treiben, nur übertreiben sollte man es nicht. Bei sehr starkem Muskelkater mit gleichzeitiger Bewegungseinschränkung und fehlender Kraft sollten Sie entweder eine kurze Trainingspause einlegen oder mit verminderter Intensität weiter trainieren.

Schmerzen aufgrund von Sehnenentzündungen

Generell kann man sagen, dass es bei leichten Sehnenentzündungen kein Problem ist, weiter zu trainieren, jedoch sollten Sie sich viel dehnen. Außerdem sollte der Körper alle Nährstoffe bekommen, die er für seine Heilung braucht, wie in Tipp 13 beschrieben. Wenn die Schmerzen sehr stark sind, sollten Sie sich schonen. Im Idealfall sind die Schmerzen nach ein bis zwei Wochen verschwunden.

Schmerzende Achillessehne

Typischerweise kommt es zu einer Überlastung der Achillessehne beim Laufen, entweder wenn die Wadenmuskulatur verkürzt ist oder wenn das Training zu schnell zu sehr intensiviert wurde. Die Überlastung führt zu einer Entzündung. Insbesondere wenn Sie mit dem Vorfußlaufen beginnen, sollten Sie es langsam angehen lassen. Denn sowohl die Wadenmuskulatur als auch die Achillessehne müssen sich an die neue Bewegung gewöhnen. Wenn Sie an vorübergehenden Schmerzen in den Achillessehnen leiden und diese nicht zu stark sind, können Sie weiter trainieren, allerdings nicht zu intensiv. Legen Sie Wert auf Dehnübungen, insbesondere für die Wadenmuskulatur. Auch die Behandlung von Triggerpunkten kann die Heilung der Achillessehne beschleunigen. Bei starken Schmerzen sollten Sie pausieren.

Läuferknie

Beim Läuferknie scheuern Sehnen, die das Ende der Oberschenkelmuskulatur bilden, über die Knochen des Kniegelenks. Dadurch kommt es zu einer Entzündung. Typisch sind stechende und starke Schmerzen an der Außenseite des Knies. Wenn sie plötzlich und während des Laufens auftreten, sollten Sie eine Pause einlegen. Bei nur schwachen Schmerzen können Sie weiter trainieren. Zur Behandlung und zur Vorbeugung hilft häufig das Durchkneten der Oberschenkelmuskulatur mit einer Faszienrolle. Bei einigen Läufern ist auch eine zu schwache Gesäßmuskulatur Grund für die Beschwerden. Sie sollten Kraftübungen zur Stärkung des Gesäßes durchführen.

Arthroseschmerzen

Schmerzen durch Arthrose entstehen meist aufgrund fehlender und/oder verspannter Muskulatur. Daher sollten Sie mit Arthrose auf jeden Fall Sport treiben, denn nur so können Sie Muskeln aufbauen. Sollten die Schmerzen sehr stark sein, können Sie zunächst mit Kraftübungen beginnen. Außerdem sollten Sie sich dehnen. Nachdem Sie Muskeln aufgebaut haben und falls nötig abgenommen haben, können Sie trotz leichter Schmerzen laufen gehen.

Schmerzen durch rheumatoide Arthritis

Auch wer an rheumatoider Arthritis leidet, profitiert von Sport. Durch die Bewegung nehmen Schmerzen und Steifheit langfristig ab, auch wenn es während des Sporttreibens wehtut. Vor allem eignen sich Ausdauersportarten, um die Schwellungen in den Gelenken zu reduzieren, wobei Schwimmen und Radfahren vorzuziehen sind, da bei diesen Sportarten weniger Druck auf die Gelenke entsteht. Wer jedoch bereits seine Schmerzen durch Sport, No Carb und Nahrungsergänzungsmittel reduziert hat, sollte auch laufen. Weiterhin sind Stretching und Kraftübungen empfehlenswert. Durch die Dehnungen verbessert sich die Beweglichkeit, die Kraftübungen stärken die Muskulatur, wodurch die Gelenke besser geschützt werden und Schmerzen abnehmen.

Schmerzen bei Osteoporose

Auch die Schmerzen bei Osteoporose sind auf Entzündungsreaktionen zurückzuführen. Sie entstehen, weil es zu winzigen Knochenbrüchen wie auch zu Rissen in der Knochenhaut kommt. Doch nicht nur die Entzündungsreaktionen führen zu Schmerzen, sondern auch die verletzte Knochenhaut tut weh, da sie mit Nerven durchzogen ist. Viele Osteoporosepatienten nehmen mit fortschreitender Erkrankung eine Fehlhaltung ein, die zu Veränderungen in der Muskulatur, den Sehnen und den Bändern führt. Auch das schmerzt. Bewegung ist bei Osteoporose trotz Schmerzen ein Muss. Schonung beschleunigt den Knochenabbau. Besonders zu empfehlen ist Krafttraining zusammen mit Laufen. Die körperliche Belastung stimuliert den Aufbau neuer Knochenzellen.

Chronische Schmerzen

Viele leiden an chronischen Schmerzen. Einige erhalten eine Diagnose wie Weichteilrheuma, bei anderen kann der Grund der Schmerzen schulmedizinisch nicht festgestellt werden. Lange Zeit wurde Menschen mit chronischen Schmerzen zu Schonung geraten. Der heutige Stand des Wissens ist aber ein anderer: Bewegung reduziert die Schmerzen. Denn bei der Bewegung, insbesondere beim Laufen, passieren viele wertvolle Veränderungen: Knochen, Knorpel und Muskeln werden mit mehr Nähr- und Sauerstoff versorgt, Muskelgruppen werden gestärkt, es kommt zu muskulärer Entspannung. Zudem werden einige Neurotransmitter ausgeschüttet, die sowohl die Stimmung als auch das Schmerzempfinden verändern.

Rückenschmerzen

Rückenschmerzen können viele Ursachen haben, wie bereits in Tipp 16 beschrieben. Häufig verschlimmern sich die Schmerzen durch Ruhe. Besser sind dagegen Spaziergänge, leichtes Joggen in Kombination mit Kraftübungen. Direkt nach einem Hexenschuss oder Bandscheibenvorfall sollten Sie jedoch sehr auf Ihren Körper achten. Wenn sich die Schmerzen beim Gehen oder Laufen verschlimmern, sollten Sie zunächst eine Pause einlegen und den Rücken wärmen. Langfristig ist körperliches Training bei Rückenschmerzen jedoch ein Muss.

TIPP **54**

Richtig schlafen gegen Schmerzen

Rückenschmerzen haben etwa 85 Prozent der Bevölkerung. Einige nur gelegentlich, andere leiden ständig. Dabei muss das häufig nicht sein, wenn man weiß, warum sie entstehen und was man dagegen tun kann. Neben den richtigen Stretchingübungen ist vor allem die Schlafposition wichtig.

Im Sitzen schlafen

Die meisten schlafen zwischen sieben und neun Stunden pro Nacht und bewegen sich in dieser Zeit kaum. Trotz der wenigen Bewegungen wirkt die Körperhaltung im Schlaf auf die Muskulatur. Viele Menschen schlafen in der sogenannten Embryonalstellung. Das heißt, sie liegen auf der Seite, die Beine sind mehr oder weniger stark angezogen, der Rücken ist etwas nach vorn gekrümmt. Es handelt sich um die gleiche Körperhaltung wie beim Sitzen. Nur eben nicht sitzend, sondern liegend.

Muskuläre Dysbalance durch falsches Schlafen

Allein das tägliche Sitzen am Schreibtisch, im Auto oder abends vorm Fernseher oder Laptop bringt eine enorme Belastung mit sich. Die Muskulatur des Körpers ist so konstruiert, dass bei jeder Bewegung Muskeln, die für die Streckung zuständig sind, mit jenen, die für Beugungen verantwortlich sind, zusammenarbeiten. Der Mensch ist dazu gemacht, durch die Gegend zu laufen, zu klettern, sich zu bücken oder zu hocken. Während dieser Bewegungen verändert sich die Körperhaltung die ganze Zeit. Beuger und Strecker sind ständig in Bewegung. Nicht so, wenn man 8, 11 oder 13 Stunden am Tag sitzt, was heute nichts Ungewöhnliches ist. Durch das Sitzen verkürzen sich die Muskeln am Bauch und die des Hüftbeugers, die Muskulatur am Gesäß wird hingegen gestreckt. Wenn Sie zudem in der Embryonalhaltung schlafen, nehmen Sie diese ungesunde Körperhaltung weitere sieben bis acht Stunden ein. Dann verkürzen sich die Bauchmuskulatur und der Hüftbeuger auch während der Nacht weiter.

Gesundes Schlafen auf dem Rücken

Durch die permanent verkürzte Bauchmuskulatur entsteht im vorderen Rumpfbereich eine erhöhte Muskelspannung, besonders im Stehen. Automatisch gleicht die Muskulatur des Rückens die verkürzte Bauchmuskulatur aus und spannt sich ebenfalls an. Die erhöhte Spannung zieht den unteren Rücken zusammen, das schmerzt. Sogar Bandscheiben werden auf Dauer durch die verspannte Muskulatur im Bauch und Rücken geschädigt. Daher sollte man, wenn man tagsüber viel sitzt, auf dem Rücken schlafen. In dieser ausgestreckten Körperposition wird die Muskulatur im vorderen Rumpf gedehnt und die Strecker im Gesäß können sich ruhig zusammenziehen.

Erst stretchen, dann Schlafposition ändern

Für die meisten, die viel sitzen und zudem in der Embryonalhaltung schlafen, wird es nicht möglich sein, von einer Nacht auf die nächste ihre Schlafposition zu verändern. Denn meist treten Schmerzen vermehrt auf, wenn eine gestreckte Körperhaltung, wie die in Rückenlage, eingenommen wird. Daher ist es ratsam, zunächst die Muskulatur des Hüftbeugers und die des Bauches regelmäßig zu dehnen, idealerweise vor dem Zubettgehen. Wenn dadurch die Schmerzen bereits nachlassen, können Sie sich Ihre neue Schlafposition angewöhnen.

Die Matratze muss ebenfalls passen

Zum Schlafen sollte zudem darauf geachtet werden, dass der Härtegrad der Matratze passt. Ist die Matratze zu hart, wird der Bereich des unteren Rückens, der natürlicherweise etwas zur Vorderseite des Körpers hin gewölbt ist, nicht genügend gestützt. Er hängt dann »frei« in der Luft. Das führt zu Muskelanspannungen im unteren Rücken. Die Muskulatur gleicht den fehlenden Halt der Matratze aus. Auf Dauer kann auch das Rückenschmerzen auslösen. Ist die Matratze hingegen zu weich, entsteht das Gefühl einer Hängematte. Man versinkt in einer Kuhle. Auch das führt zu Muskelverspannungen und Schmerzen.

TIPP **55**

Haltung gegen Stress und Schmerzen

Fast alle Menschen sind heute krumm. Einen völlig gerade, aufrecht gehenden, stehenden oder sitzenden Menschen sehe ich selten bis nie. Die meisten sitzen krumm und schief vor dem Bildschirm oder im Auto oder sie schlurfen gekrümmt über die Baustelle, durchs Krankenhaus oder die Schule.

Stress und Fehlhaltung führen zu Schmerzen

Das ständige krumme Sitzen und Gehen lässt Muskeln verkürzen, das schmerzt. Aber auch Stress! Denn der Urreflex lässt uns bei Stress beide Schultern hochziehen. Viele leiden jedoch unter Dauerstress, die Schultern sind ständig hochgezogen. Auch das lässt Muskeln verkürzen und führt zu Schmerzen.

Aus krumm wird krümmer

Anstatt die entsprechenden Muskeln zu dehnen und beim Sitzen oder Gehen auf eine gerade Körperhaltung mit lockeren Schultern zu achten, weichen die meisten den Schmerzen aus, indem sie sich noch weiter verdrehen. So werden sie immer buckeliger und schiefer und auch die Schmerzen nehmen weiter zu.

Aufrechte Körperhaltung mindert Schmerzen und Stress

Wer sich hingegen eine aufrechte Körperhaltung antrainiert, hat nicht nur weniger Schmerzen, sondern ist entspannter und hat ein besseres Selbstwertgefühl. Ihre Körperhaltung verändern Sie, indem Sie sich regelmäßig dehnen und sich immer wieder fragen, ob Ihr Rücken gerade und die Schultern entspannt sind. Wenn nicht, korrigieren Sie Ihre Haltung. Außerdem helfen Kraftübungen zum Aufbau der nötigen Muskulatur für die aufrechte Körperhaltung.

Körperhaltung verändert Emotionen

In Neuseeland sind Wissenschaftler der Frage nachgegangen, inwieweit die Körperhaltung Emotionen beeinflusst. 74 Probanden wurden per Zufall in zwei Gruppen eingeteilt. Die einen mussten während des Versuches aufrecht sitzen, die anderen in sich zusammengesackt. Damit die Haltung auch wirklich eingehalten wurde, verklebten die Wissenschaftler Physiotherapietape am Rücken der Probanden in der Art, dass sie nur noch in der vorgeschriebenen Körperhaltung verweilen konnten. Daraufhin mussten sie Texte lesen und einen Stresstest absolvieren, außerdem wurden sie bedroht. Die Wissenschaftler testeten die Stimmung und das Selbstbewusstsein. Diejenigen, die den Versuch mit gerader Körperhaltung absolvierten, zeigten ein höheres Selbstwertgefühl sowie weniger Angst. Wenn sie sprachen, benutzten sie weniger negative Wörter und mehr Wörter insgesamt.

Die Wissenschaftler schließen daraus, dass eine gerade Körperhaltung während stressiger Zeiten das Selbstwertgefühl stärkt und negative Emotionen reduziert.[53]

PRAXISTIPP

Aufrechte Körperhaltung erlangen

- Lassen Sie sich mit Ihrem Smartphone während des Gehens und Sitzens filmen.
- Analysieren Sie sich. Hängen Ihre Schultern nach vorne? Ziehen Sie Ihre Schultern nach oben? Steht Ihr Becken schief? Wie bewegen Sie Ihre Füße? Asymmetrisch oder symmetrisch? Schlurfen Sie?
- Gewöhnen Sie sich an, immer wieder auf Ihre Körperhaltung zu achten. Hierzu können Sie sich auch eine Erinnerung in Ihrem Smartphone einstellen.
- Sollten Sie nicht gerade gehen oder sitzen, korrigieren Sie Ihre Haltung.
- Dehnen Sie sich mehrmals wöchentlich.
- Führen Sie mehrmals wöchentlich Kraftübungen durch.

TIPP 56

Muskeln entspannen

Ständige Muskelanspannungen können zu Schmerzen im Rücken, im Nacken, in den Schultern oder auch in der Hüfte und in den Kniegelenken führen. Auf Dauer werden sogar die Gelenke geschädigt. Viele leiden heute unter chronischen Muskelanspannungen aufgrund von Stress oder stundenlangem Sitzen am Schreibtisch. Die muskuläre Anspannung bemerken sie häufig nicht. Was sie fühlen, ist der Schmerz, der durch die Dauerkontraktionen entsteht. Dem kann man mit Stretching, aber auch mit Muskelentspannungen entgegenwirken.

Progressive Muskelentspannung nach Jacobson

In den 1920er-Jahren hat der amerikanische Arzt Edmund Jacobson eine Technik zur systematischen Muskelentspannung erarbeitet. Er nannte es progressive Muskelentspannung. Heute wird die Methode in vielen Kliniken sowohl bei Schmerzpatienten als auch bei psychischen Problemen angewandt. Zudem ist die progressive Muskelentspannung bis heute Gegenstand der Forschung. Die Idee dahinter ist einfach. Entweder im Liegen oder im Sitzen spannt man eine bestimmte Muskelgruppe für fünf Sekunden an. Danach entspannt man sie bewusst für 20 bis 30 Sekunden. Die vorherige Anspannung hilft, die entsprechende Muskelgruppe überhaupt bewusst wahrnehmen zu können. Mit der erhöhten Aufmerksamkeit fällt die Entspannung danach leichter. Nach und nach spannt man die Muskeln im Gesicht, im Nacken und in den Schultern, in den Armen und den Händen, im Brustkorb und im Bauch, im Gesäß, in den Beinen und den Füßen an und entspannt sie wieder.

Schmerzlindernde Wirkung

Progressive Muskelentspannung lindert Schmerzen oder beugt ihnen vor. Sie können die Technik auch für ein besseres Körpergefühl und mehr Lebensfreude anwenden oder zum Stressabbau nutzen. In einer Studie, die an der Universität Duisburg-Essen durchgeführt wurde, zeigte sich, dass Patienten, die an chronischen unspezifischen Nackenschmerzen litten, weniger Schmerzen hatten, nachdem sie zwölf Wochen lang täglich progressive Muskelentspannung absolviert hatten.[54] In den USA wurde der Effekt der progressiven Muskelentspannung bei älteren Frauen, die an rheumatoider Arthritis litten, untersucht. Auch sie absolvierten das Programm täglich. Nach zwölf Wochen hatten sie signifikant weniger Schmerzen, und ihre Beweglichkeit hatte zugenommen.[55]

Einfach zwischendurch entspannen

Man muss nicht immer das komplette Programm zur Entspannung aller Muskelgruppen durchführen. Wenn Sie im Büro sitzen, können Sie beispielsweise nur die Übungen für den Nacken- und Schulterbereich absolvieren. Das dauert weniger als eine Minute. Den Kollegen und Kolleginnen fällt das wahrscheinlich nicht einmal auf. So können Sie sich immer wieder zwischendurch entspannen. Und selbst wenn es auffallen sollte, vielleicht inspiriert es die Kollegen sogar.

In Ruhe zu Hause entspannen

Wie wäre es, wenn Sie anstatt fernzusehen abends ca. 20 Minuten Ihre Muskeln entspannen? Die positive Wirkung wird größer sein als die vermeintliche Entspannung durch das In-die-Glotze-Starren.

PRAXISTIPP

Progressive Muskelentspannung

- Legen oder setzen Sie sich entspannt hin.
  Idealerweise legen Sie sich auf eine Yogamatte. Sie können das Programm aber auch im Sitzen auf einem Stuhl oder im Bett liegend durchführen. Legen Sie Ihre Arme neben Ihren Körper oder, sollten Sie sitzen, lassen Sie Ihre Arme locker seitlich hängen. Spreizen Sie Ihre Beine leicht oder stellen Sie sie hüftbreit auf den Boden vor den Stuhl. Atmen Sie dreimal langsam und tief. Konzentrieren Sie sich auf das Ausatmen.

- Muskeln anspannen.
  Beginnen Sie mit Ihrem Gesicht. Atmen Sie ein. Ziehen Sie eine Grimasse, bei der Sie die Muskeln zur Mitte des Gesichts zusammenziehen. Schließen Sie die Augen und halten Sie die Grimasse so fest wie möglich. Zählen Sie bis acht.

- Muskeln entspannen.
  Atmen Sie langsam aus und entspannen Sie die Muskeln Ihres Gesichts komplett. Fühlen Sie, wie die Anspannung aus Ihren Muskeln verschwindet, und genießen Sie das Gefühl. Atmen Sie mehrmals langsam und tief, konzentrieren Sie sich auf die Ausatmung.

- Mögliche Wiederholung.
  Wenn Sie das Gefühl haben, die Muskeln Ihres Gesichtes könnten noch weiter entspannen, dann wiederholen Sie Schritt zwei und drei, wenn Sie möchten.

- Gehen Sie zur nächsten Muskelgruppe über.
  Atmen Sie wieder ein und spannen Sie nun Ihre Nackenpartie an. Zählen Sie bis acht. Dann atmen Sie aus und entspannen die Muskulatur des Nackens.

- Gehen Sie den Körper von oben nach unten durch.
  Wiederholen Sie die Anspannung und die Entspannung für folgende Körperteile:
  - Brust
  - Bauch
  - gesamter rechter Arm
  - rechter Unterarm und Hand
  - rechte Hand
  - gesamter linker Arm
  - linker Unterarm und Hand
  - linke Hand
  - Gesäß
  - gesamtes linkes Bein
  - linker Unterschenkel und Fuß
  - linker Fuß
  - gesamtes rechtes Bein
  - rechter Unterschenkel und Fuß
  - rechter Fuß

Wenn Sie diese Übungen lieber mithilfe einer Anleitung durchführen möchten, finden Sie auf YouTube etliche.

TIPP 57

Faszien »entkleben«

Faszien sind nichts anderes als Gewebehüllen. Sie haben sie bestimmt schon einmal gesehen, und zwar an einem rohen Hähnchenschenkel oder einer rohen Hähnchenbrust. Faszien sind diese weißlichen, fast durchsichtigen feinen Häute, die sich um die Muskeln spannen.

Verklebte Faszien schmerzen

Es gibt viele Arten von Faszien, die Organe umschließen, und welche, die sich direkt unter der Haut befinden. Das tiefe Fasziengewebe umhüllt Muskelfasern, -stränge und -gruppen. Außerdem kommt es an Knochen und Gelenken vor. Diese Faszien können verkleben. Da sie mit Nerven durchzogen sind, führt das zu Schmerzen.

Faszien brauchen Bewegung

Faszien haben keine Blutgefäße, stattdessen erhalten sie ihre Nährstoffe über die Lymphflüssigkeit. Auch die zu entsorgenden Stoffe werden über die Lymphe abtransportiert. Das System funktioniert aber nur, wenn man sich bewegt. Denn im Gegensatz zum Blut, das das Herz durch den Körper pumpt, hängt die Bewegung der Lymphflüssigkeit von der Körperbewegung ab. Bei Bewegungsmangel bleibt die Lymphflüssigkeit an Ort und Stelle stehen. Faszien erhalten dann keine neuen Nährstoffe und auch die zu entsorgenden Stoffe verbleiben im Gewebe.

Blutgerinnungsfaktoren lassen Faszien verkleben

Für das Verkleben der Faszien ist vor allem der Stoff Fibrin verantwortlich. Der natürliche Kleber bildet sich aus dem Blutgerinnungsfaktor Fibrinogen, der ein normaler Bestandteil der Lymphflüssigkeit ist. Solange sich die Lymphe bewegt, liegt Fibrinogen in gelöster Form vor. Verlangsamt sich die Bewegung der Lymphe jedoch, reichert sich Fibrinogen an und reagiert unter Einwirkung anderer Substanzen zu Fibrin.

Eigentlich soll Fibrin Wunden schließen. Da die Faszien jedoch nicht verletzt sind, sondern sich nur die Lymphflüssigkeit zu wenig bewegt, verklebt Fibrin das Fasziengewebe. Die verklebten Faszien machen sich dann durch ausstrahlende Schmerzen bemerkbar.

Faszien gezielt bewegen

Abhilfe schaffen Ausdauersport und Stretching sowie Übungen mit einer Faszienrolle. Die Rolle wird dazu auf den Boden platziert, dann legt man Beine, den Schulterbereich oder andere Körperteile auf die Rolle. Als Nächstes bewegt man sich auf der Rolle hin und her. Auf YouTube gibt es viele detaillierte Anleitungen. Durch das Hin-und-Herrollen werden die Faszien bewegt. Das löst die Verklebungen. Außerdem entsteht ein Druck, der auf die Faszien wirkt. Dadurch wird Lymphflüssigkeit aus dem Gewebe gedrückt, anschließend strömt frische Lymphe nach. Die Faszien erhalten wieder Nährstoffe und auch die zu entsorgenden Stoffe werden abtransportiert. Wenn Sie täglich Sport treiben und außerdem Übungen mit der Faszienrolle absolvieren, sammelt sich Fibrinogen nicht mehr an, somit können Faszien auch nicht mehr verkleben. Massagen und das Ausstreichen der Muskulatur haben ähnlich positive Effekte.

TIPP 58

Nordic Walking – mehr als Spazierengehen

Nordic Walking ist der ideale Ausdauersport für Laufanfänger, für Übergewichtige, für Senioren und für Menschen mit Gelenkproblemen. Für das stramme Gehen mit den Stöcken ist weniger Kondition erforderlich als fürs Laufen, zudem ist es gelenkschonender. Jeder Sport sollte jedoch anstrengend sein, so auch Nordic Walking. Beim Walken dauert es im Vergleich zum Laufen allerdings etwas länger, bis man ins Schwitzen kommt. Daher sollte das tägliche Walken 30 bis 40 Minuten dauern.

Stöcke mit Sinn

Ursprünglich wurde Nordic Walking als Sommertraining für Skilangläufer entwickelt. Beim Skilanglauf drückt man sich mit den Stöcken vom Untergrund ab, genauso sollte es beim Nordic Walking sein. Die Stockbewegung erfolgt diagonal zur Beinbewegung. Das hört sich jetzt vielleicht kompliziert an, ist aber der ganz normale Bewegungsablauf beim Gehen. Wenn der rechte Fuß vorne ist, dann ist gleichzeitig der linke Arm nach vorn geschwungen und andersherum. Die Bewegung des Arms erfolgt aus dem Schultergelenk und nicht aus dem Ellbogengelenk. Schwungvoll wird der Stock mit leicht angewinkeltem Arm nach vorne geführt, dann (von der Seite betrachtet) zwischen den beiden Füßen auf den Boden gesetzt. Durch das Schwingen aus der Schulter werden die Brust-, Schulter- und die Rückenmuskulatur trainiert. Dann erfolgt der leichte Abstoß, die Arme schwingen nach hinten. Dabei öffnen sich die Hände, der Stock hängt nur noch an den Handschlaufen. Mit dem Öffnen der Hände wird Verspannungen vorgebeugt. Beim Nach-vorne-Führen des Stocks fängt man den Griff wieder ein und umfasst ihn auf ein Neues. Die Stöcke sollten möglichst eng am Körper geführt werden.

Aufrecht, entspannt, tief atmend

Laufen Sie aufrecht mit entspannten Schultern und atmen Sie gleichmäßig und tief. Die Schrittlänge sollte etwas größer sein als beim normalen Gehen. Steigern Sie Ihr Tempo, solange Sie weiter tief und gleichmäßig atmen können. Wenn Sie kurzatmig werden, reduzieren Sie Ihr Tempo wieder etwas. Halten Sie Ihren Blick nach vorn gerichtet, sodass Sie im unteren Blickfeld den Boden in ca. vier bis fünf Metern Entfernung sehen.

Genießen Sie

Körperliche Anstrengung ist das Normale, das, wobei sich jeder Mensch normalerweise wohlfühlt. Leider geht das Gefühl verloren, wenn man es viele Jahre nicht erlebt hat, wenn man zu viele Pfunde mit sich herumträgt oder die Ausdauer zu schwach ist. Aber all das können Sie wiedererlangen. Nehmen Sie bewusst Ihre Gefühle nach dem Walken wahr. Wie ist Ihre Stimmung? Wie hat sich das Wetter angefühlt? Wie geht es Ihrem Körper? Mit diesen Fragen schulen Sie Ihre Körperwahrnehmung. Sie werden merken, wie gut Ihnen das Walken tut. Wenn Ihnen das erst einmal bewusst ist, dann werden Sie täglich walken wollen.

PRAXISTIPP

Stöcke in der richtigen Länge

- Multiplizieren Sie Ihre Körpergröße in cm einmal mit dem Faktor 0,66 und ein zweites Mal mit 0,7.
- Der niedrigere Wert ist die minimale Stocklänge, der höhere die maximale. Diese Maße gelten für Anfänger.
- Fortgeschrittene können etwas längere Stöcke benutzen.

TIPP **59**

Laufen heilt Rückenschmerzen

Die meisten Menschen mit Rückenschmerzen wollen sich möglichst wenig bewegen, dabei kann Laufen Rückenschmerzen heilen. Auch Läufer, die plötzlich Rückenschmerzen erleiden, sollten das Laufen nicht aufgeben. Wenn der Grund der Schmerzen Verletzungen oder Fehlbildungen sind, gilt es abzuwägen, ob Laufen förderlich ist oder nicht. Ich weiß, wovon ich spreche, meine Brustwirbel wurden durch meinen schweren Unfall zertrümmert. Die meisten von Ihnen haben keine schweren Verletzungen erlitten. Daher gilt für Sie: Laufen heilt Ihre Rückenschmerzen.

Rumpfmuskulatur wird gestärkt

Einer der Gründe für Rückenschmerzen ist die muskuläre Schwäche der Brust-, Bauch- und Rückenmuskulatur. Laufen trainiert nicht nur die Beine, sondern auch diese Muskelpartien. Die verbesserte Muskulatur stützt daraufhin die Wirbelsäule. Auf sie wirkt weniger Kraft ein, das nimmt den Schmerz.

Laufen hält Bandscheiben jung

In einer australischen Studie fanden Wissenschaftler heraus, dass Läufer bessere Bandscheiben haben als Nichtläufer. Für die Untersuchung wurden 79 Männer und Frauen im Alter von 25 bis 35 Jahren rekrutiert, die entweder seit mindestens fünf Jahren regelmäßig laufen gingen oder sportlich inaktiv waren. Die Läufer wurden nochmals in zwei Gruppen unterteilt: in die der Langstreckenläufer, die mehr als 50 Kilometer pro Woche liefen, und die Jogger, die zwischen 20 und 40 Kilometer pro Woche trainierten. Die Bandscheiben der Jogger und der Langstreckenläufer waren im Verhältnis zu ihrer Körpergröße dicker als jene der sportlich Inaktiven. Wobei die Bandscheiben der Langstreckenläufer am dicksten waren, der Unterschied zu den Joggern war jedoch nicht signifikant. Die Größenzunahme hat mehrere Gründe. Einerseits enthielten die Bandscheiben der Läufer mehr und größere Zellen als die der Nichtläufer. Außerdem war die Konzentration der Glykosaminoglykane höher. Dieser Stoff ist für die Gesundheit der Bandscheibe besonders wichtig, denn er nimmt Wasser auf, was die Elastizität der Bandscheibe erhöht. Durch die höhere Glykosaminoglykan-Konzentration war auch der Wasseranteil in den Bandscheiben der Läufer höher als in denen der sportlich Inaktiven.[56] Je mehr Wasser eine Bandscheibe enthält, umso dicker ist sie. Bei der Degeneration der Bandscheiben passiert genau das Gegenteil, der Flüssigkeitsanteil nimmt ab und somit ihre Pufferleistung. Laufen beugt somit dem Verschleiß der Bandscheiben vor. Laufen hält die Bandscheiben jung.

PRAXISTIPP

Laufen mit Rückenschmerzen

- Dehnen Sie sich regelmäßig. Stretchen Sie besonders Rücken, Bauch, Oberschenkelmuskulatur, Gesäß sowie den Hüftbeuger.
- Laufen Sie eine für Sie angemessene Strecke in einem angemessenen Tempo. Wenn Sie noch kein Läufer sind, heißt das, mit wenigen Kilometern zu beginnen. Sie können auch Gehpausen einlegen. Wenn Sie Läufer sind und plötzlich unter Rückenschmerzen leiden, dann laufen Sie etwas langsamer als sonst sowie kürzere Runden.
- Hören Sie auf Ihren Körper. Wenn die Schmerzen während des Laufens stärker werden, reduzieren Sie Ihr Tempo oder gehen Sie.
- In der kühlen Jahreszeit hält ein Nierenwärmer den Rücken warm. Wärme wirkt heilend. Unterkühlung während des Laufens kann hingegen zu weiteren Muskelverspannungen führen.

TIPP 60

Vorfußlaufen, der gesündere Laufstil

Vorfußlaufen ist das Natürliche, das, was alle Menschen machen, die nie oder fast nie Schuhe tragen. Bei jedem Schritt findet der erste Kontakt mit dem Untergrund mit dem Fußballen statt und der Fuß wird von vorn nach hinten abgerollt. Witterungsbedingt ist das Barfußlaufen bei uns problematisch. Daher Schuhe, die vor einigen Jahrhunderten mit Sohlen und Absätzen versehen wurden. Die klobigen Dinger erschweren das normale Vorfußlaufen. Selbst Kinder beginnen, sobald man ihre Füße in Schuhe steckt, beim Gehen als Erstes mit der Ferse aufzutreten und rollen dann nach vorne ab. Das ist genau die umgekehrte Richtung wie beim natürlichen Vorfußlaufen.

Die Federwirkung des Fußes nutzen

Doch warum ist der Vorfußlauf der natürliche und vor allem der gesündere Laufstil? Mit jedem Aufprall des Fußes entstehen Stoßkräfte, die auf den ganzen Körper wirken. Abgefangen werden sie vor allem von den Gelenken mit ihren Knorpeln, Bändern und Sehnen sowie der Muskulatur. Allein im Fuß befinden sich 33 Gelenke. Wenn man nun beim Laufen zunächst mit dem Vorfuß aufkommt, helfen diese 33 Gelenke, den Stoß abzufangen. Kommt man jedoch als Erstes mit der Ferse auf, so verzichtet man auf die abfedernde Wirkung der meisten Fußknochen. Der Stoß gerät von der Ferse ungebremst direkt in das Kniegelenk.

Knie werden entlastet – Achillessehnen gefordert

2013 haben Wissenschaftler erstmals die Stoßeinwirkung der beiden Laufstile miteinander verglichen. Hierzu untersuchten finnische Wissenschaftler 19 Läuferinnen, die auf dem Vorfuß liefen, mit 19 weiteren Athletinnen, die das nicht taten. Anhand von Aufnahmen, die von den Probandinnen während des Laufens auf einem Laufband angefertigt wurden, ermittelten sie die Kräfte, die auf Knie und Fußgelenke einwirkten. Es zeigte sich, dass beim Vorfußlauf signifikant weniger Stoßkraft auf die Kniegelenke wirkt. Gleichzeitig werden jedoch die Achillessehnen vermehrt beansprucht.[57] Je weniger Stoßkraft auf die Knie einwirkt, umso geringer die Wahrscheinlichkeit, dass Schmerzen entstehen. Daher ist das Vorfußlaufen der gesündere Laufstil. Die Achillessehnen lassen sich trainieren. Sie sollten ohnehin trainiert werden, da die Achillessehnen der meisten Menschen viel zu wenig gefordert werden.

PRAXISTIPP

Vorfußlaufen lernen

- Damit Sie ein erstes Gefühl für das Vorfußlaufen bekommen, springen Sie ohne Schuhe von einem Stuhl auf den Boden. Was tun Sie automatisch, reflexhaft? Sie federn mit dem Vorfuß ab.
- Springen Sie danach einige Male mit beiden Füßen gleichzeitig auf und ab und beobachten Sie den Bewegungsablauf. Beobachten Sie, wie Ihre Füße den Boden berühren und wie Sie abrollen.
- Ziehen Sie sich Ihre Laufschuhe an und gehen Sie raus. Springen Sie jetzt mit nur einem Fuß ab und landen Sie auf dem anderen. Fügen Sie direkt den nächsten Sprung an.
- Flachen Sie die Sprünge immer mehr ab, sodass die Bewegung zum Laufen wird.
- Zu Beginn sollten Sie nur einige Minuten auf dem Vorfuß laufen, da sich die Achillessehne an die Bewegung gewöhnen muss. Wenn Sie am Anfang zu lange auf dem Vorfuß laufen, kann sich die Achillessehne entzünden.
- Laufen Sie jeden Tag etwas länger auf dem Vorfuß.
- Wenn sich Ihre Achillessehnen an den neuen Bewegungsablauf ausreichend gewöhnt haben, legen Sie Ihre gesamte Laufstrecke auf dem Vorfuß zurück.

TIPP 61

Muskeln für die Füße

Füße tragen das gesamte Körpergewicht. Wenn ihre Muskulatur gut ausgebildet ist, haben sie eine abfedernde Wirkung. Bei den Füßen beginnt bereits die Körperhaltung. Mangelt es an Muskulatur in den Füßen, kommt es vermehrt zu Fehlstellungen, die sich wiederum schädlich auf Knie, Hüfte und sogar die Wirbelsäule auswirken können. Leider stecken die meisten Füße heutzutage größtenteils in unbeweglichen Schuhen. Daher nimmt die Muskulatur stetig ab.

Laufverletzungen vorbeugen

Eine zu schwache Muskulatur in den Füßen erhöht das Verletzungsrisiko während des Laufens, insbesondere des Umknickens. Aber auch wenn Sie vom Laufen Schwielen an den Füßen bekommen, kann das ein Hinweis auf mangelnde Fußmuskulatur sein.

Je besser die Fußmuskulatur, umso wirkungsvoller wird der Aufprall während des Laufens abgefedert, umso geringer ist der Stoß, der auf die Knie wirkt. Zudem werden Sie auch schneller laufen können, wenn Sie Ihre Fußmuskulatur trainieren, denn nur mit guter Muskulatur können Sie sich kraftvoll vom Untergrund abstoßen, was für die Schnelligkeit entscheidend ist.

Fersen- und Zehenheber

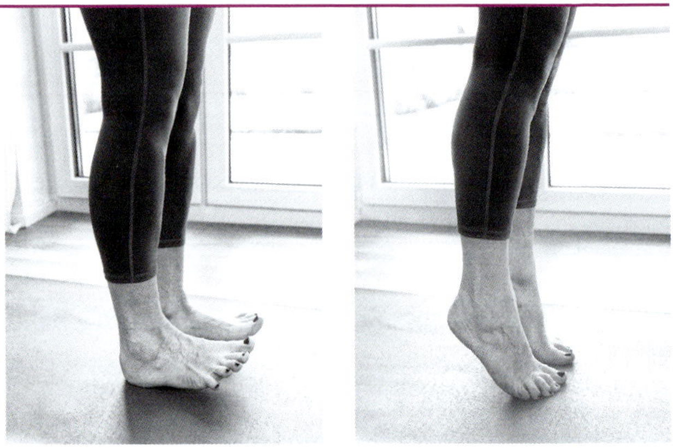

Stellen Sie sich locker hin, die Füße etwa hüftbreit auseinander. Heben Sie die Fersen an, bis Sie auf dem Fußballen stehen. Nun rollen Sie sie ab und heben den vorderen Fuß hoch. Wiederholen Sie diese Übung, bis Sie eine Ermüdung spüren. Variieren Sie die Übung in Geschwindigkeit und Intensität. Sie können sie auch nur auf einem Bein ausüben.

Stufenstretching

Suchen Sie sich eine Treppenstufe oder einen Absatz. Stellen Sie sich mit den Fußspitzen auf die Stufe, die Fersen befinden sich in der Luft. Senken Sie langsam die Fersen und nehmen Sie wieder die Ausgangsposition ein. Auch diese Übung können Sie auf nur einem Bein durchführen.

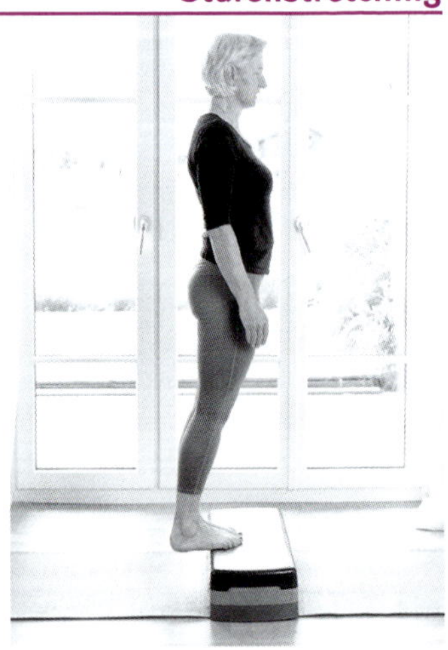

Fußkuppel bilden

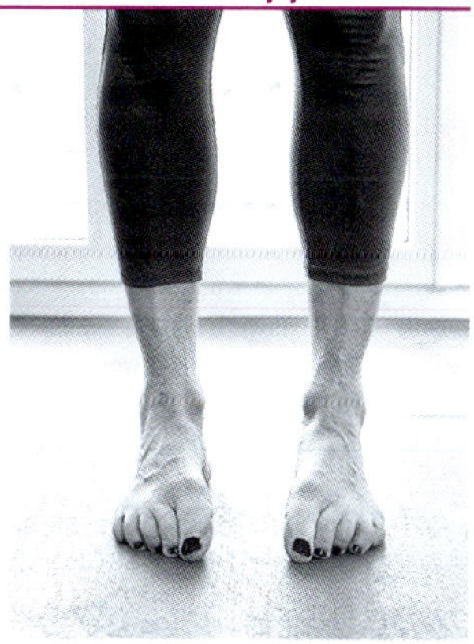

Diese Übung können Sie auch im Sitzen durchführen, und zwar immer wieder zwischendurch, wenn Sie auf dem Sofa sitzen oder während des Arbeitens am Schreibtisch. Ihre Füße sollten jedoch Kontakt mit dem Boden haben, außerdem sollten Sie keine Schuhe tragen. Ziehen Sie Ihre Zehen zur Ferse, der mittlere Bereich Ihres Fußes wird sich anheben, sodass sich eine Art Kuppel bildet. Zehen und Ferse berühren weiterhin den Boden. Halten Sie diese Position einige Sekunden, danach entspannen Sie wieder. Wiederholen Sie die Übung, bis es anstrengend ist.

Mit den Füßen greifen

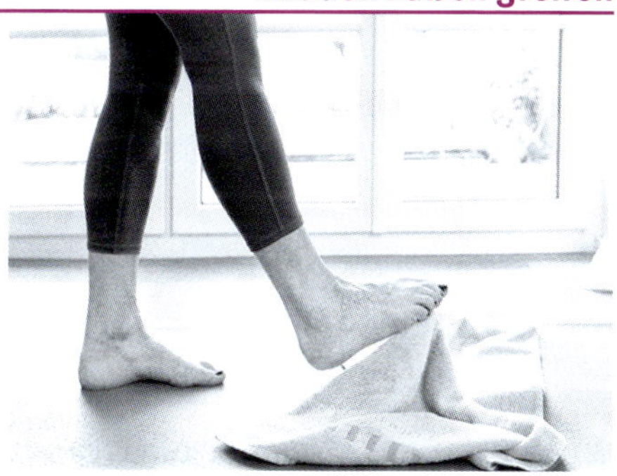

Legen Sie ein Handtuch auf den Boden und stellen Sie einen Fuß darauf. Greifen Sie nun mit den Zehen das Handtuch und heben Sie es an, dann lassen Sie es wieder fallen. Vielleicht finden Sie Möglichkeiten, diese Übung im Alltag anzuwenden, wie beispielsweise im Badezimmer, wenn Handtücher oder Kleidungsstücke auf dem Boden liegen.

TIPP 62

Warum draußen laufen besonders guttut

Natur wirkt entspannend, das hat bestimmt jeder von Ihnen bereits erfahren. Im Wald oder in den Feldern ist man weniger Reizen ausgesetzt. Kein Straßenlärm, keine blinkenden Werbetafeln, kein Stadtgestank, keine Menschenmassen auf dem Gehsteig. In der Natur passiert meistens viel weniger. Reizdetox. Allein das wirkt entspannend. Natürlich hat nicht jeder die Möglichkeit, im Wald zu laufen, dann tut es eben der nächste Park.

Natur entspannt – der wissenschaftliche Beweis

Eine Wissenschaftlerin aus Großbritannien hat mit ihren Kollegen 140 Studien ausgewertet, die sich mit der gesundheitlichen Wirkung vom Aufenthalt im Grünen beschäftigten. Als grün gelten Wälder und Wiesen, aber auch städtische Parkanlagen sowie Gärten. Allein der Aufenthalt in diesen Umgebungen zeigte in vielen Studien positive Auswirkungen auf die Gesundheit. Der Cortisolspiegel sinkt, ein eindeutiges Zeichen, dass Natur stressreduzierend wirkt. Auch Puls und Blutdruck sinken, generell verbessert sich das Herz-Kreislauf-System. Wer sich häufiger in der Natur aufhält, fühlt sich gesünder, leidet seltener an Depressionen, an Asthma und hat ein geringeres Schlaganfallrisiko. Allein ein paar Bäume und eine Grasfläche in einem städtischen Park führen bereits zu diesen gesundheitlichen Verbesserungen.[58]

Das Nervensystem verändert sich

Wenn man entspannt ist, sind ganz andere Teile des Nervensystems aktiv als unter Anspannung. In der Fachwelt wird von der Aktivität des parasympathischen Nervensystems gesprochen. Wenn es aktiv ist, bilden sich vermehrt neue Zellen, die Nährstoffaufnahme steigt und das Immunsystem arbeitet besser.

Sport verstärkt die positive Wirkung der Natur

Noch besser ist es, wenn die Zeit im Grünen aktiv verbracht wird, laufend. Das kurbelt den gesamten Stoffwechsel an, das Immunsystem und das Herz-Kreislauf-System werden gestärkt. Muskelmasse nimmt zu und Knochen und Bänder erhalten durch die Belastung das Signal, vermehrt neue Zellen zu bilden und ihre Stoffwechselabläufe anzukurbeln. Besonders gut sind unebene Wege. Sie verbessern die Reflexfähigkeit, schulen das Gleichgewicht und trainieren besonders gut die Muskulatur. Im Wald ist zudem die Luftqualität viel besser als in einem Fitnessstudio. Durch das Laufen wird besonders viel der guten Luft eingeatmet, das wirkt sich auf jede Zelle des Körpers positiv aus.

PRAXISTIPP !

Gute Laufstrecken finden

Viele Läufer zieht es ins Grüne und von denen benutzen viele Lauf-Apps. Ihre Laufstrecken werden anonym gespeichert und sind für andere Nutzer der Apps abrufbar. Auf den digitalen Karten erkennen Sie, wie beliebt eine Strecke ist.

- Suchen Sie im Internet nach beliebten Laufstrecken in Ihrer Region.
- Planen Sie Ihre Laufstrecke auf speziellen Internetseiten digital.

TIPP 63

Nüchternlauf wirkt vierfach

Seit meinem ersten Seminar 1990 habe ich den Nüchternlauf propagiert. Ich habe so lange davon geschwärmt, bis einige Hunderttausend mir gefolgt sind. Einige zögerlich, andere misstrauisch.

Europas schnellster Marathonläufer trainiert nüchtern

Fast 30 Jahre später lese ich die Bestätigung. Denn Viktor Röthlin, Europas schnellster Marathonläufer, hält die morgendlichen Nüchternläufe ausschlaggebend für seine Erfolge. Klarer und sauberer kann man das nicht ausdrücken.

Wissenschaftlicher Beweis

Wissenschaftler aus Belgien untersuchten den Effekt des Nüchterntrainings. Für mich war immer die gesteigerte Fettverbrennung entscheidend. Die Wissenschaftler fanden weitere Stoffwechselveränderungen.

Für den Versuch absolvierten 20 junge Männer ein sechswöchiges Ausdauertraining. Sie fuhren viermal pro Woche 1,5 Stunden auf dem Fahrradergometer. In der ersten Woche lag die Intensität bei 70 Prozent ihrer maximalen Sauerstoffaufnahme. Über die Wochen nahm die Trainingsintensität zu. Zehn Probanden trainierten nüchtern, die anderen nahmen 160 Gramm Kohlenhydrate vor dem Training sowie weitere Kohlenhydrate während des Trainings zu sich.

Körperfett verschwindet durch Nüchterntraining

In der Gruppe, die vor und während des Trainings Kohlenhydrate zu sich nahm, veränderten sich die Fettreserven in den Muskelzellen nicht. Bei den Männern, die nüchtern trainierten, stieg hingegen die Fettverbrennung. Der Fettanteil in den Muskelzellen nahm während des Trainings ab.

Energieherstellung steigt

Die Energieherstellung in den Mitochondrien war bei den Nüchternsportlern höher als bei denen, die vor und während des Trainings Kohlenhydrate zu sich nahmen. Gemessen wurde dies anhand der Aktivität zweier Enzyme. Das eine bereitet Fettsäuren für die Energieherstellung vor, dieses war bei den Nüchternsportlern um 34 Prozent aktiver als bei den Kohlenhydratsportlern. Das andere Enzym nimmt den ersten Umbauschritt im Citratzyklus vor. Das ist der Stoffwechselvorgang, bei dem Energie entsteht. Dieses Enzym war bei den Nüchternsportlern 47 Prozent aktiver als bei denen der Kohlenhydratgruppe.

Muskeln nehmen mehr Sauerstoff auf

Je mehr Sauerstoff ein Muskel aufnehmen kann, umso mehr Kraft kann er erzeugen. Die Messung erfolgt anhand der maximalen Sauerstoffaufnahme (VO_2max). Sie stieg bei den Nüchternsportlern im Zuge der gesteigerten Trainingsintensität stärker an als bei den Sportlern, die vor und während des Trainings Kohlenhydrate aßen.

Kein Mann mit dem Hammer

Im Marathon wird oft von dem Mann mit dem Hammer gesprochen. Das ist der Zeitpunkt, wenn die Kohlenhydrate aus den Glykogenspeichern plötzlich leer sind. Es kann sich wie ein Hammerschlag anfühlen, abrupter Leistungsabfall. Dieses Phänomen haben die Wissenschaftler nur bei den Probanden beobachtet, die vor und während des Trainings Kohlenhydrate zu sich genommen haben. Bei jenen, die nüchtern trainierten, war von vornherein die Fettverbrennung aktiv. Hier kam es nicht zu einem plötzlichen Leistungsabfall.[59]

TIPP 64

Laufstrecken und Tempo

Sollten Sie in Ihrem Leben noch nie gelaufen sein oder ist es Jahre her, dass Sie regelmäßig Sport getrieben haben, dann beginnen Sie mit einem strammen Spaziergang. Am ersten Tag laufen Sie während des Spaziergangs eine Minute, am zweiten Tag zwei. Nach sieben Tagen laufen Sie bereits sieben Minuten und nach einem Monat 30.

Trainieren Sie sich den Laufreflex an

Wichtig ist es, dass Sie im ersten Monat jeden Tag zur gleichen Tageszeit laufen gehen, dadurch wird es zur Routine, richtig gefestigt ist sie nach ca. drei Monaten. Laufen Sie am Anfang langsam und beobachten Sie dabei Ihren Körper und Ihre Atmung. Am besten eignet sich der Morgen zum Laufen, noch bevor Sie gefrühstückt, geduscht oder sich die Zähne geputzt haben. Sie wachen auf, trinken etwas Wasser oder einen Tee und es geht raus. Morgens ist die Willenskraft am größten und die Liste unerledigter Tätigkeiten am kürzesten. Wenn es für Sie morgens unmöglich ist zu laufen, können Sie es auch nachmittags und am frühen Abend tun. Ich rate jedoch von Läufen nach 19:00 Uhr ab. Um gut schlafen zu können, muss der Kreislauf herunterfahren. Laufen aktiviert ihn jedoch, daher können Läufe am Abend zu Einschlafproblemen führen.

Laufen Sie los

Sollten Sie in früheren Jahren schon einmal regelmäßig laufen gegangen sein oder anders sportlich aktiv gewesen sein, können Sie auch schneller einsteigen. Ziehen Sie sich die Laufschuhe an, gehen Sie raus und probieren Sie aus, wie lange Sie durchhalten. Hören Sie gut auf Ihren Körper, schließlich ist er die Bewegungsintensität nicht mehr gewohnt.

Mal schneller und mal länger

Experimentieren Sie! Laufen Sie mal schneller und mal langsamer oder laufen Sie an Sonntagen länger. Beobachten Sie, wie es Ihnen dabei geht, wie sich Ihr Körper verändert. Sie können auch einige Sprints in Ihren Lauf integrieren. Nach jedem Sprint laufen Sie langsamer weiter. Hüpfen Sie zwischendurch, lassen Sie Ihre Arme baumeln, schütteln Sie Ihre Hände aus.

Das langfristige Ziel

Als langfristiges Ziel rate ich zu 30 bis 60 Minuten Laufen pro Tag bis ins hohe Alter. Das wird Ihre Knochen und Ihre Muskulatur stärken, Knorpel werden erneuert und vor allem werden Sie ein Gefühl von Glück erleben, das Sie nicht mehr verlieren wollen.

PRAXISTIPP !

Schmieden Sie einen genauen Plan

Die ersten vier Wochen sind das Wichtigste. Erstellen Sie sich einen genauen Plan:

- Um wie viel Uhr werde ich laufen gehen?
- Wie lange werde ich an Tag 1, Tag 2 usw. laufen gehen?
- An jedem Abend fragen Sie sich: Habe ich mein heutiges Ziel erreicht?
- Wenn Sie an einem Tag Ihr Ziel nicht erreicht haben, dann machen Sie am nächsten Tag einfach weiter. Ihr Ziel sind die 30 Tage, das schaffen Sie!

Wenn Sie den ersten Monat geschafft haben, erstellen Sie sich einen Plan für den zweiten und den dritten Monat.

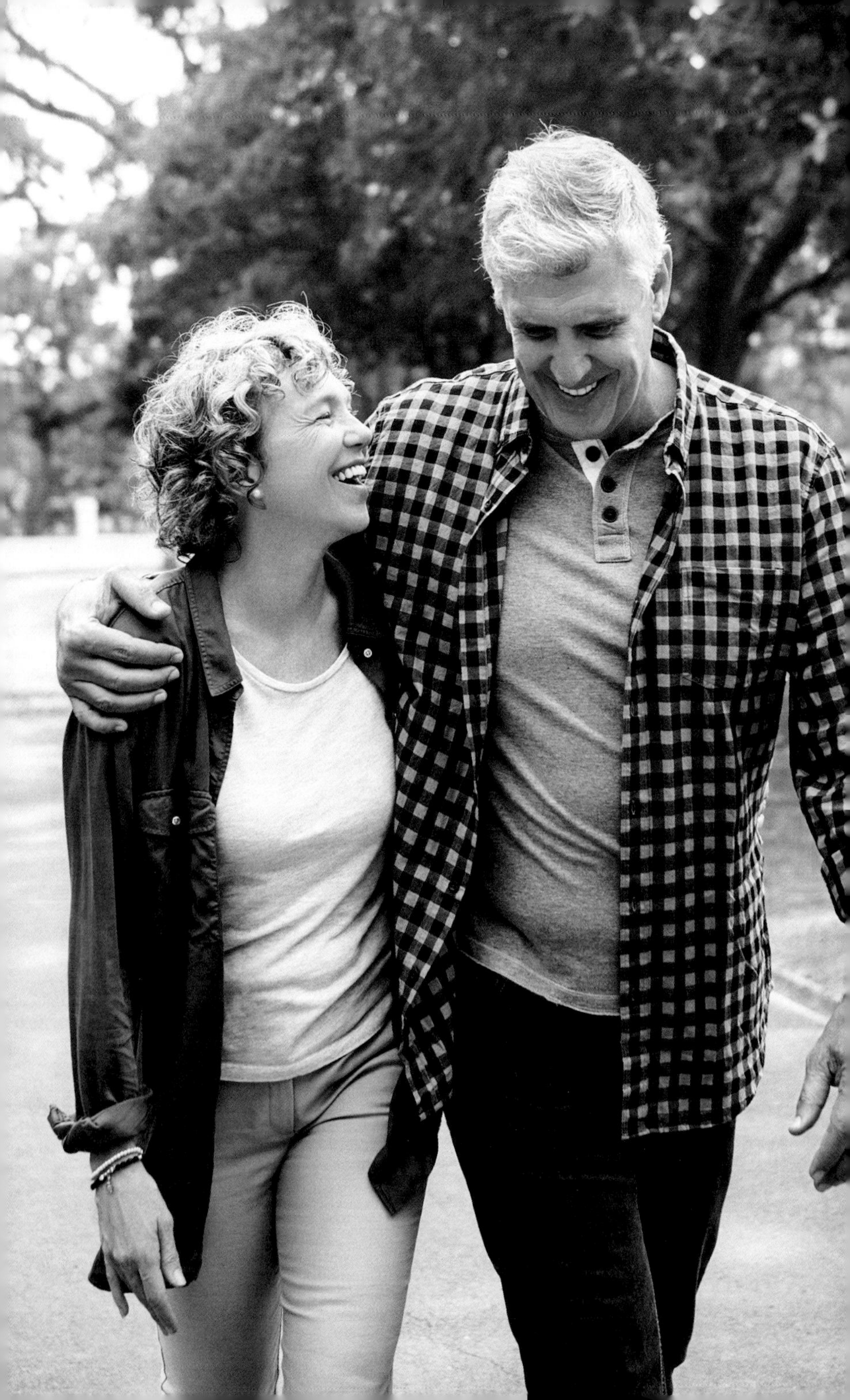

Gesund denken – gesund handeln

In einem gesunden Körper wohnt ein gesunder Geist. Ein gesunder Geist reduziert Stress, macht glücklich und wirkt sich zudem wieder auf den Körper aus. Erfahren Sie, wie Sie sich mental stärken.

TIPP 65

Die Kopf-frei-Meditation

Stress entsteht, wenn sich die Gedanken um all die Dinge drehen, die man nicht haben will: Termindruck, Überforderung, Geldsorgen, pubertierende Kinder, überarbeitete Ehepartner, kranke Eltern und vieles mehr. Stress wirkt sich auf den gesamten Körper aus, auch auf die Muskulatur und die Körperhaltung. Die Schultern werden hochgezogen, der Kopf meist etwas nach vorn gebeugt, der Bauch eingezogen. Diese Haltung wird über Stunden, Tage oder Wochen beibehalten. Dann ist man nicht nur im Kopf aufgrund der Gedanken verkrampft, sondern im ganzen Körper.

Als Gegenmaßnahme helfen Stretchingübungen, aber auch Meditation. Das Stretching entspannt die Muskulatur, dadurch kann man wieder eine aufrechte Haltung einnehmen. Meditation lässt die stressigen Gedanken verschwinden.

Meditation ist Konzentration

Während des Meditierens konzentriert man sich auf nur einen ausgewählten Gedanken oder auf die Lücke zwischen zwei Gedanken oder auf die Stille. Es gibt unendlich viele Möglichkeiten. Das Ziel ist es, sich irgendwann so gut konzentrieren zu können, dass man seine Gedanken bewusst wählen kann. Wenn sich dann die Gedanken um den Zeitdruck oder die vielen unerledigten Aufgaben drehen, kann man bewusst an etwas anderes denken.

Entspannung durch bewusstes Lenken der Gedanken

Während sich die Gedanken um die vielen unangenehmen Dinge drehen, ändert man an der Situation nichts. In Gedanken spielt man nur immer wieder die Situationen durch und beschwert sich innerlich über sie. Genau dieser Zustand führt zu Stress. Wer in der Lage ist, in so einem Moment seine Gedanken auf etwas anderes zu lenken, entspannt.

Das kann man mit Meditation erlernen. Der Erfolg wird sich schrittweise einstellen. Zunächst wird man nur kurz an etwas anderes denken können, dann drehen sich die Gedanken wieder um all das, was schiefgelaufen ist oder demnächst schieflaufen könnte. Sobald man diesen geistigen Stress bemerkt, führt man die Gedanken wieder bewusst weg. Man denkt über den letzten Lauf durch einen Wald nach, über alles, was im Leben gut läuft, oder sonst etwas, das einem guttut. Über die Zeit wird die Aufmerksamkeitsspanne immer länger. Die Gedanken bleiben vermehrt bei den bewusst gewählten Themen.

Zwischendurch kann man natürlich auch über die Herausforderungen nachdenken. Dabei sollten sich die Gedanken jedoch nicht einfach im Kreis drehen, sondern lösungsorientiert sein.

PRAXISTIPP

Trainieren Sie Ihre Konzentration mit Meditation

- Suchen Sie sich ein Wort oder einen Satz aus, den Sie in Ihrer Meditation wiederholen wollen.
- Setzen Sie sich locker und aufrecht auf einen Stuhl oder mit gekreuzten Beinen auf ein Meditationskissen.
- Stellen Sie sich einen Timer auf 10, 20 oder 30 Minuten, je nachdem, wie lange Sie meditieren wollen.
- Schließen Sie Ihre Augen und wiederholen Sie Ihr ausgewähltes Wort oder Ihren ausgewählten Satz.
- Sobald Sie merken, dass Sie an etwas anderes denken, beginnen Sie wieder, Ihr ausgewähltes Wort oder Ihren ausgewählten Satz zu wiederholen.

Etwas einfacher ist es, wenn Sie Ihre Meditationszeit in Einheiten unterteilen. In den ersten Minuten wiederholen Sie Ihr ausgewähltes Wort und im nächsten Abschnitt wiederholen Sie Ihren ausgewählten Satz.

TIPP 66

Nicht der Wille, die Visionen zählen

Die meisten Menschen wollen vieles. Sie wollen gesund leben, sie wollen sportlich fit sein, sie wollen beruflich erfolgreich sein, sie wollen viel Geld verdienen und etliches mehr. Warum lebt dann nicht jeder gesund, ist fit und erfolgreich? Liegt es nur an der fehlenden Willenskraft?

Müdigkeit und Stress

Morgens, ausgeschlafen und voller Energie, ist es für viele Menschen leichter, entsprechend ihrer Vorsätze zu handeln als abends. Auch im Urlaub oder an den Wochenenden, wenn weniger Stress herrscht, sind Vorsätze leichter umzusetzen.

Die Macht der Gewohnheit

Wer sein Verhalten ändern möchte, stellt sich meist die Umsetzung zu leicht vor, denn viele überschätzen ihre Willenskraft. Wenn sie dann das erste Mal entgegen ihrem Plan handeln, haben sie ein schlechtes Gefühl. Wenn sie das zweite Mal ihren Vorsatz brechen, ist es schon nicht mehr ganz so schlimm. Nach einigen weiteren Malen entsteht kaum noch ein schlechtes Gefühl. Sie geben auf. Die Macht der Gewohnheit hat gewonnen. Damit Ihnen das nicht passiert, sollten Sie nicht auf Ihre Willenskraft setzen, sondern auf Ihre Vision!

Mit Visionen an den Erfolg glauben

Mithilfe Ihrer Vision machen Sie den Gegenspielern der Willenskraft den Garaus. Sie verändern Ihre Glaubenssätze, Ihre automatischen Gedanken und Verhaltensweisen. Und vor allem beginnen Sie, an sich zu glauben, einer der wichtigsten Aspekte für Erfolg.

Visionieren Sie!

Stellen Sie sich vor, wie sich Ihr Leben anfühlen wird, wenn Sie täglich Ihre Ziele verfolgen. Wie denken Sie über sich selbst? Sind Sie stolz auf sich? Wie werden Sie sich körperlich fühlen? Sind Sie zufrieden? Stellen Sie sich Ihre Gefühle im Detail vor.

Stellen Sie sich auch Ihren täglichen Tagesablauf vor. Was müssen Sie am Morgen, am Nachmittag und am Abend tun, damit Sie Ihre Ziele erreichen? Wie lassen sich Ihre neuen Ziele mit Ihren anderen Aufgaben vereinbaren?

Visionieren Sie den nächsten kleinen Schritt

Manche Menschen haben Visionen, die sich sehr stark von ihrer gegenwärtigen Lebenssituation unterscheiden. Sie fühlen sich toll an, so will man leben. Man denkt viel und intensiv an die Vision und trotzdem führt sie nicht dazu, dass man sein tägliches Leben ändert. Der Grund sind meist Selbstzweifel. Kann man es wirklich schaffen? Ist die Vision vielleicht eine Nummer zu groß? Viel besser ist es daher, sich zwar ein großes Ziel vorzustellen, aber das Visionieren immer auf den nächsten Schritt zu beziehen. Wenn der kleine Schritt zur Realität wird, erleben Sie Erfolg. Das lässt Sie an sich selbst glauben. Sie visionieren den nächsten Schritt und setzen ihn in die Tat um. Das motiviert und gibt Selbstvertrauen.

Negative Glaubenssätze durch Visionen ersetzen

Durch Ihre kleinen und größeren Erfolge werden sich Ihre Glaubenssätze ändern sowie Ihre automatischen Gedanken und Verhaltensweisen. Denn immer wenn Sie bewusst an Ihre Vision denken, ist kein Platz für einen automatischen Gedanken. Das Gehirn kann nämlich immer nur einen Gedanken denken. Wenn Sie Ihre Vision häufig wiederholen, wird sie nach einiger Zeit zu Ihrem Glaubenssatz. Der steht dann jedoch in Einklang mit Ihren Zielen. Dann werden Sie sich automatisch immer häufiger so verhalten, wie Sie es sich wünschen. Willenskraft brauchen Sie dann nicht mehr.

TIPP 67

Verbote taugen nichts

Wer mag schon Verbote? Ich denke, sehr wenige. Verbote sind Einschränkungen. Man darf nicht das machen, was man will. Wenn Sie von nun an No Carb leben wollen, sollten Sie sich daher kein Kohlenhydrateverbot auferlegen, sondern mit positiven Gedanken arbeiten.

Verbote werden leicht missachtet

Stellen Sie sich folgende Szene vor: Sie sind zu Kaffee und Kuchen in einem schönen Café in großer Runde eingeladen. Alle bestellen ihre Kuchenstücke. Wenn Sie sich ein Kohlenhydrateverbot auferlegt haben, dann leiden Sie in diesem Moment. Dann denken Sie vielleicht, die anderen dürfen alle Kohlenhydrate essen, nur ich darf es nicht, weil es meiner Gesundheit schadet. Sie fühlen sich wie ein Außenseiter, der vielleicht sogar bemitleidet werden sollte. Sie sehen, wie die anderen ihre Kuchenstücke genießen, und stellen sich vor, wie toll diese Kuchen wohl schmecken. Von Minute zu Minute fällt es Ihnen schwerer, bei Ihrem selbst auferlegten Kohlenhydrateverbot zu bleiben. Sie überlegen, ob Sie vielleicht doch ein Stück bestellen sollten, ob Sie von Ihrem Verbot heute eine Ausnahme machen sollten.

Begeisterung steckt an

Stellen Sie sich nun die gleiche Szene vor. Sie haben sich jedoch kein Kohlenhydrateverbot auferlegt, sondern Sie sind tief davon überzeugt, dass No Carb für Sie das Gesündeste ist. Dass Ihnen No Carb Kraft, Energie und Freude schenkt, wie Sie es noch nie zuvor erlebt haben. Täglich wiederholen Sie den Gedanken: ›Ich gehöre zu den glücklichen Menschen, die wissen, wie genial ein Leben ohne Kohlenhydrate ist. Indem ich sie nicht mehr esse, tue ich mir etwas sehr Gutes.‹ Dieser Gedanke vertreibt das Leiden. Denn Sie wollen nicht zu den Ahnungslosen gehören, zu denen, die nicht wissen, dass Kohlenhydrate zu chronischen

Entzündungsreaktionen führen und langfristig zu Krebs, Diabetes oder Herz-Kreislauf-Erkrankungen. Sie wollen stattdessen bis ins hohe Alter gesund bleiben und wissen, dass das Weglassen der Kohlenhydrate einer der wichtigen Bausteine für dieses Ziel ist. Mit diesem Gedanken beobachten Sie die Szene. Sie sehen, wie viele in der Runde ihre Kuchenstücke in sich hineinstopfen. Einige haben sogar zwei bestellt. Es sieht mehr nach Sucht aus als nach Genuss. Sie stellen sich vor, wie es den Personen in der Runde in 20, 30 oder 50 Jahren gehen wird. Wer wird bis ins hohe Alter gesund bleiben, wer nicht? Sie stellen sich vor, wie Sie stattdessen vor Gesundheit und Glück strotzen werden. Mit diesen Gedanken sitzen Sie gelassen am Tisch. Vielleicht werden Sie sogar gefragt, warum Sie keinen Kuchen essen. Begeistert können Sie antworten. Begeisterung ist schnell ansteckend, vielleicht will daraufhin der ein oder andere aus der Runde sogar mehr wissen und fängt ebenfalls an, seinen Lebensstil zu überdenken.

Dies alles ist nur möglich, wenn Sie eine positive innere Haltung einnehmen, anstatt sich selbst ein Verbot aufzuerlegen.

PRAXISTIPP

Denken Sie positiv

Anstelle von Verboten sollten Sie positiv denken. Folgende Sätze können Sie in entsprechenden Situationen innerlich wiederholen:

Ich gehöre zu den glücklichen Menschen, die wissen ...

- ... wie gesund ein No-Carb-Leben ist. Indem ich Kohlenhydrate weglasse, tue ich mir etwas Gutes.
- ... wie gesund ein Leben ohne Alkohol ist. Indem ich ihn weglasse, tue ich mir etwas Gutes.

Sie können sich weitere positive Sätze zu den von Ihnen gewünschten Verhaltensänderungen formulieren.

TIPP **68**

Glaubenssätze rund ums Essen erkennen und ändern

Glaubenssätze zeigen, was jemand für wahr hält. Das kann für den einen etwas ganz anderes sein als für den anderen. Jeder Mensch übernimmt bestimmte Glaubenssätze oder Einstellungen von Familienmitgliedern und Freunden, oder sie sind kulturell geprägt. Auch angeeignetes Wissen kann zu bestimmten Überzeugungen führen. Glaubenssätze sind somit innere Modelle, die bei der Orientierung in der Welt helfen. Glaubenssätze bilden häufig die Grundlage für die täglichen Entscheidungen.

Nahrungsveränderungen beginnen mit dem Denken

Wenn Sie beispielsweise Ihre Essgewohnheiten ändern wollen, ist es daher sinnvoll, dass Sie sich Ihrer Glaubenssätze rund ums Essen bewusst sind. Wenn Ihnen Überzeugungen auffallen, die Ihrem Wunsch nach Veränderung im Weg stehen, sollten Sie diese verändern. Trainieren Sie sich positive Glaubenssätze an, die Sie bei Ihren täglichen Essensentscheidungen unterstützen.

Beispiele hinderlicher Glaubenssätze und deren Klarstellung:

- *Ich kann mich nicht umstellen.*
  Wie können Sie sich da sicher sein? So viele andere haben es geschafft, warum sollten ausgerechnet Sie es nicht schaffen?
- *Nur mit Kohlenhydraten wird man satt.*
  Durch Kohlenhydrate fühlt man sich vollgestopft. Das hat aber nichts mit satt sein zu tun. Wenn Sie sich von Gemüse mit wertvollen Proteinen ernähren, fühlen Sie sich genährt, das ist echtes Sattsein.
- *Auf Kohlenhydrate zu verzichten bedeutet zu leiden.*
  Kohlenhydrate zu essen bedeutet leiden, denn sie verursachen etliche Erkrankungen. Wer hingegen auf Kohlenhydrate verzichtet, ist gesund und leistungsstark, das ist das Gegenteil von Leid.

- *Mein Übergewicht ist genetisch bedingt.*
  Es gibt kein Übergewichtsgen. Es gibt nur Essgewohnheiten, die zu Übergewicht führen.
- *Meine Familie zieht nicht mit, daher kann ich meine Essensgewohnheiten nicht ändern.*
  Doch, das können Sie. Sie müssen nicht das Gleiche essen wie der Rest Ihrer Familie.
- *Low Carb schmeckt nicht.*
  Geschmack hat viel mit Gewohnheit zu tun. Nach einiger Zeit werden Nudeln, Pizza, Brot und Co. nicht mehr schmecken.
- *Um mich Low Carb zu ernähren, muss ich kochen können. Ich kann aber nicht kochen.*
  Jeder kann kochen lernen. Oft muss man nur einige wenige Grundsätze wissen und schon kann man Hunderte verschiedene Gerichte zubereiten.
- *Essensvorbereitungen dürfen nicht viel Zeit in Anspruch nehmen.*
  Wer ins Kochen Zeit investiert, fördert seine Gesundheit und seine Lebensfreude, daher lohnt sich der Zeitaufwand.

Welche weiteren Glaubenssätze haben Sie? Gibt es welche, die Sie davon abhalten, auf Kohlenhydrate zu verzichten? Gibt es welche, die Ihrem Vorsatz, sich zum Großteil von Gemüse und wertvollen Proteinen zu ernähren, entgegenstehen? Sind Sie vielleicht der Überzeugung, ein schlechter Mensch zu sein, wenn Sie tierische Produkte essen? Je besser Sie Ihre Glaubenssätze kennen und hinderliche ändern, umso leichter wird Ihnen die Umstellung Ihrer Ernährung fallen.

Positive Glaubenssätze, die bei der Umstellung helfen:

- *Ohne Kohlenhydrate fühle ich mich gesünder und leistungsstärker.*
- *Ich nehme mir die Zeit für die Essensvorbereitung, weil es eines der wertvollsten Dinge ist, die ich mir täglich selbst geben kann.*
- *Süßigkeiten gehören in den Mülleimer und nicht in den Mund.*
- *Ich kann mir Biogemüse und qualitativ hochwertiges Fleisch, Geflügel und Wild leisten, wenn ich die richtigen Prioritäten setze.*

TIPP 69

Schritte der Veränderung

Fast jeder lebt größtenteils in täglichen Routinen. Jedes Mal, wenn man etwas in gleicher Weise macht, gräbt sich diese Verhaltensweise tiefer in die Struktur des Gehirns ein. Der Neurobiologe Gerald Hüther vergleicht den Vorgang mit ausgetrampelten Wegen im Schnee. Wenn man etwas sehr häufig tut, ist der Weg durch den Schnee fest und breit. Wenn man sein Verhalten ändert, ist das vergleichbar mit dem Anlegen eines neuen Trampelpfades durch frischen, tiefen Schnee. Das neue Verhalten wird erst zur Selbstverständlichkeit, wenn man es so häufig wiederholt hat, bis ein neuer, fester und breit ausgetrampelter Pfad entstanden ist. Das bedeutet am Anfang einer Verhaltensänderung etwas Mühe, Aufmerksamkeit und Anstrengung. Wenn man es dann aber geschafft hat, ist das neue Verhalten die neue Selbstverständlichkeit. Dann ist es leicht und macht Spaß. Damit einem die Veränderung gelingt, sollte man in bewussten Schritten vorgehen:

Nachdenken und Ziele festlegen

Weil Sie dieses Buch bis hierher bereits gelesen haben, denken Sie bereits nach. Sie suchen nach Möglichkeiten, wie Sie Ihr Leben ändern können, damit Sie gesünder sind, damit Sie mehr Energie haben und glücklicher sind. Jeder von Ihnen ist anders, daher muss jeder seine Veränderungen individuell angehen. Ist Ihr Gesundheitszustand sehr schlecht, sollten Sie Ihr Verhalten möglichst schnell und möglichst radikal ändern. Sind Sie gesund und Ihre Hauptmotivation besteht darin, auch bis ins hohe Alter gesund zu bleiben, können Sie sich eine Veränderung nach der anderen vornehmen.

Überlegen Sie sich zunächst konkret, was Sie ändern möchten. Wollen Sie auf Kohlenhydrate verzichten, wollen Sie Ausdauer- und Kraftsport betreiben, wollen Sie anders denken lernen, wollen Sie alles sofort kombinieren oder wollen Sie vielleicht etwas ganz anderes verändern?

Benennen Sie Ihr Vorhaben konkret. Schreiben Sie Ihr Ziel auf und skizzieren Sie, wie Sie es erreichen wollen.

Die Veränderung vorbereiten

Was brauchen Sie, um Ihr Ziel in die Tat umzusetzen? Wenn Sie sich No Carb ernähren wollen, dann sollten Sie Rezepte recherchieren. Wenn Sie bislang nie gekocht haben, brauchen Sie eventuell einige weitere Küchenutensilien. Überlegen Sie sich, wann und wo Sie einkaufen gehen wollen und wie Sie Ihren Tag neu strukturieren, sodass Sie Zeit zum Kochen haben.

Wenn Sie mit dem Laufen beginnen wollen, brauchen Sie vielleicht Laufschuhe und eine Laufhose. Überlegen Sie, wann Sie laufen werden und wo. Vielleicht bietet es sich an, die Laufstrecke zunächst mit einem Spaziergang zu erkunden.

Wenn Sie mit dem Meditieren beginnen wollen, dann planen Sie Ihre Meditationszeiten. Überlegen Sie, mit welcher Art von Meditation Sie beginnen wollen und wie.

Überlegen Sie, welche Hindernisse bei der Umsetzung Ihres Vorhabens auftreten könnten. Wie wollen Sie sich verhalten, wenn Sie bei anderen zum Essen eingeladen sind? Wenn Sie mit dem Laufen beginnen wollen, überlegen Sie, was Sie tun, wenn es in Strömen regnet. Was werden Sie tun, wenn Ihnen das Meditieren schwerfällt? Schreiben Sie sich zu jedem Hindernis, das Ihnen einfällt, eine Lösung auf.

Aktiv werden

Oft ist es leicht, das erste Mal anders zu kochen, laufen zu gehen oder sich mal zum Meditieren hinzusetzen, schließlich ist es aufregend, etwas Neues auszuprobieren. Das erste Mal bereitet man häufig ausgiebig gedanklich vor, und dann ist es endlich so weit. Das euphorische Gefühl kann sogar einige Wochen anhalten. Entscheidend ist, dass es zur neuen Gewohnheit wird.

Falls Sie Ihre Verhaltensänderungen nicht beibehalten können, schreiben Sie sich eine Liste mit Ihrer Motivation für Ihr neues Verhalten auf. Lesen Sie diese Liste jeden Tag und verdeutlichen Sie sich, was Sie am gegenwärtigen Tag tun können, um entsprechend Ihrer Ziele zu handeln. Sie können sich auch selbst positiv zureden, um sich von den Vorteilen Ihres neuen Verhaltens zu überzeugen.

Erhalten

Nach ca. sechs Monaten besteht die Aufgabe darin, das neue Verhalten dauerhaft zu erhalten. Oft ist das neue Verhalten im Alltag zu dem Zeitpunkt etabliert. Ändern sich dann aber die äußeren Umstände, weil es plötzlich beruflich mehr zu tun gibt oder man eine neue Partnerschaft eingeht und der neue Partner von No Carb nichts wissen möchte, kann der neue Lebensstil ins Wanken geraten. Dann heißt es wieder: Nachdenken – vorbereiten – aktiv werden unter den neuen Umständen.[60]

PRAXISTIPP !

Verhalten ändert sich mit Aufs und Abs

Wer sein Verhalten ändern möchte, dem gelingt das in den wenigsten Fällen linear. Stattdessen gibt es Erfolge und dann wieder Rückschläge.

Daher sollten Sie, egal wie erfolglos der Vortag war, jeden Tag aufs Neue beginnen. Jeder Tag bietet Ihnen die Chance, Ihr gewünschtes Verhalten zu leben. Denken Sie nicht an den Vortag, denken Sie an heute.

TIPP 70

Neue Essensgefühle entwickeln

Die meisten Menschen entscheiden sich nicht aufgrund von rationalen Gründen. Meistens sind es Gefühle, die zu Handlungen führen. Wenn man sein Verhalten ändern möchte, ist es daher wichtig, zunächst Gefühle bewusster wahrzunehmen. Daraufhin erkennt man, zu welchen Handlungen sie einen normalerweise verleiten.

Vollgestopft heißt nicht genährt

Wer sein Leben lang viele Kohlenhydrate gegessen hat, also sich so ernährt, wie es der Durchschnittsbürger für normal hält, mit Brötchen oder Müsli zum Frühstück, mit einer Portion Pasta, einer Pizza oder einem Fertiggericht zum Mittagessen und Brot mit Wurst oder Käse zum Abend, der assoziiert das Gefühl von satt mit vollgestopft sein. Wenn man daraufhin Kohlenhydrate durch Proteine und Gemüse ersetzt, erlebt man das Gefühl von vollgestopft nicht mehr. Das kann zunächst sehr irritierend sein, weil man unbewusst abgespeichert hat, dass vollgestopft satt bedeutet, was aber gar nicht so ist.

Echten Hunger erleben

Viele, die sich nicht mehr mit Kohlenhydraten vollstopfen, entwickeln ein Gefühl dafür, was ihr Körper wirklich braucht. Oft sind es Proteine. Da es jedoch Wochen bis Monate dauert, bis ein bestehender Proteinmangel gefüllt ist, kann es in dieser Zeit immer wieder zu unbändigem Hunger kommen. Dummerweise führt Proteinmangel auch zu Heißhunger auf Süßes, Brot, Nudeln oder Pizza. Daher sollten Sie am Anfang Ihrer Ernährungsumstellung Hunger immer mit Proteinen und Gemüse stillen.

Körperwahrnehmung schulen

Nach einiger Zeit der Gewöhnung können Sie mit Ihrer Körperwahrnehmung experimentieren. An einem Tag essen Sie ein Gericht reich an wertvollen Proteinen und eine große Portion Gemüse. Sie können sich fragen: Wie fühle ich mich? Vollgestopft oder genährt?

Am nächsten Tag verspeisen Sie ein normales kohlenhydratreiches Essen, das arm an Proteinen ist. Danach richten Sie wieder Ihre Aufmerksamkeit auf Ihren Körper: Wie fühle ich mich? Vollgestopft oder genährt?

Gefühle abrufen

Wenn Sie das nächste Mal vor der Entscheidung stehen, ob Sie sich für ein gesundes No-Carb-Essen oder für eine normale High-Carb-Mahlzeit entscheiden sollen, können Sie sich Ihre zuvor gemachten Körpererfahrungen wieder aufrufen. Sie können sich fragen, ob Sie sich nach dem Essen eher vollgestopft oder genährt fühlen wollen. Je mehr man diese Gefühle schult und wahrnimmt, umso leichter wird auf Dauer das No-Carb-Leben. Denn die Gefühle entscheiden darüber, was Sie essen, nicht so sehr der Kopf. Die Gefühle müssen jedoch erst lernen, was sich gesund anfühlt.

Stress als Essenstrigger erkennen

Es ist nicht nur wichtig, den Unterschied zwischen vollgestopft und genährt wahrnehmen zu können. Ein weiterer Punkt ist die bewusste Wahrnehmung von Stress und wie er sich auf das Essensverhalten auswirkt. Durch Stress steigt das Verlangen nach Kohlenhydraten. Denn der Körper ist im Alarmzustand, er will schnelle Energie, die bekommt er aus Kohlenhydraten und nicht aus Fettsäuren. Damit Sie in dem Moment nicht in die Stressfalle geraten, ist es hilfreich, zunächst den Stress bewusst wahrzunehmen. Wenn man erst einmal merkt, woher das Verlangen nach Kohlenhydraten kommt, dann ist es einfacher, ihm zu widerstehen. Wenn Sie zudem zunächst Ihren Stress bewusst wahrnehmen, können Sie dem auch entgegenwirken. Zum Beispiel mit dem Formel-1-Reflex: dreimal tief und gaaaaaaaaaaaanz laaaaaaaaaaangsam ausatmen und die Schultern fallen lassen. Erst nachdem Sie den Formel-1-Reflex so lange durchgeführt haben, bis Sie sich entspannter fühlen, erlauben Sie sich, eine Entscheidung hinsichtlich Ihres Essens zu treffen. Stress erhöht übrigens auch das Verlangen nach Alkohol. Auch dem wirken bewusstes Wahrnehmen des Stresses und der Formel-1-Reflex entgegen.

PRAXISTIPP

Lernen Sie Ihre Körpergefühle kennen

Halten Sie vor jeder Mahlzeit einige Sekunden inne und fragen Sie sich:

- Wie geht es mir körperlich?
- Habe ich Hunger?
- Worauf habe ich Hunger?

Nach jeder Mahlzeit halten Sie wieder einige Sekunden inne und fragen sich:

- Wie geht es mir jetzt?
- Fühle ich mich genährt?

TIPP 71

Überlassen Sie Entscheidungen nicht dem Unterbewusstsein

Menschen denken nicht jedes Mal aufs Neue darüber nach, was sie essen möchten oder wie sie ihren Tag verbringen. Sie machen es einfach. Dienen diese automatischen Programme der Gesundheit, ist das wunderbar. Wenn nicht, heißt es umprogrammieren. Mein Sohn hat darüber ein ganzes Buch geschrieben: *Von normal zu genial: In drei Schritten zum konsequenten Handeln*, Ariston, 2021.

Eine seiner zentralen Ideen möchte ich hier aufgreifen: Die meisten Entscheidungen trifft der Mensch unbewusst. Ziele sind jedoch bewusste Entscheidungen. Man setzt sich bewusst zum Ziel, die Ernährung zu verändern, Sport zu treiben und zu meditieren. Je besser man daher seine Ziele vor Augen hat und je häufiger man über sie nachdenkt, umso eher fällt einem auf, wenn man eine automatische Entscheidung trifft, die dem Ziel widerspricht.

Vier Fragen für bewusste Entscheidungen

Wenn Sie beispielsweise abends gestresst und müde von der Arbeit kommen, wollen Sie wahrscheinlich gerne eine Flasche Bier oder ein Glas Wein trinken oder Schokolade essen. Denn diese Substanzen wirken im ersten Moment entspannend. Langfristig machen sie jedoch schlapp und depressiv. Wenn Sie sich nun vorgenommen haben, auf Kohlenhydrate und Alkohol zu verzichten, ist dies der kritische Moment, in dem Sie nicht automatisch, sondern bewusst entscheiden müssen.

Gehen Sie hierzu wie folgt vor:

- Führen Sie sich Ihr Ziel deutlich vor Augen, zum Beispiel einen gesunden, schmerzfreien und durchtrainierten Körper.
- Machen Sie sich deutlich, was Sie dafür tun müssen.

- Überlegen Sie sich, ob Ihre momentane Entscheidung mit Ihrem Ziel in Einklang steht.
- Entscheiden Sie.

Mit dieser Vorgehensweise programmieren Sie sich um, denn dieser Entscheidungsprozess ist ein bewusster. Sie überlassen die Entscheidung nicht mehr Ihrem Unterbewusstsein. Wichtig ist, dass Sie während der entscheidenden Momente innehalten können und diese vier Schritte durchgehen.

Das 3-Minuten-Programm

Wenn Ihnen das nicht sofort gelingt, dann nehmen Sie sich am Abend drei Minuten Zeit und überlegen Sie, welche Ihrer Entscheidungen im Einklang mit Ihren Zielen standen und welche nicht. Drei Minuten Zeit hat jeder, daher gibt es keine Ausrede, dies nicht zu tun. Machen Sie sich deutlich, in welchen Momenten Sie am nächsten Tag aufpassen müssen, damit Sie Ihre hinderlichen Automatismen überwinden.

Morgens, wenn Sie aufwachen, visualisieren Sie als Erstes wieder Ihre Ziele. Überlegen Sie, welche Entscheidungen Sie während des Tages treffen müssen, damit Ihre Ziele Realität werden. Nehmen Sie sich drei Minuten Zeit dazu. Auch morgens werden Sie diese Zeit zur Verfügung haben.

Erreichen Sie ein Leben lang neue Ziele

Nach einigen Monaten werden Sie neue Automatismen gebildet haben, dann ist es für Sie eine Selbstverständlichkeit, täglich frisches Gemüse mit wertvollen Proteinen zu kochen. Oder Ihnen fehlt etwas, wenn Sie einmal morgens nicht laufen gehen können. Dann haben Sie es geschafft. Dann haben Sie aber auch neue, freie Kapazitäten, um weitere Dinge in Ihrem Leben zu ändern. Sind Sie zufrieden mit Ihrem Beruf, mit Ihrem Einkommen, mit Ihrem sozialen Umfeld? Wenn nicht, sind wahrscheinlich automatische Entscheidungen der Grund für die Unzufriedenheit. Die können Sie ändern.

TIPP 72

Positive NEM-Gefühle entwickeln

»Für mich ist die tägliche Handvoll **N**ahrungs**e**rgänzungs**m**ittel (NEM), diese vielen Kapseln, ein Graus« – Ähnliches höre ich immer wieder von meinen Patienten. Das Denken, auch wenn es oft nicht ganz bewusst abläuft, führt zu Gefühlen und diese steuern wiederum das Verhalten. Wichtig ist es daher, wie Sie über die wertvollen Pillen denken, was Sie in ihnen sehen.

Positive Gedanken machen's leichter

Viele meiner Patienten konzentrieren sich auf die positive Wirkung der Kapseln. Sie sehen in ihnen ihre Heilsbringer oder haben bereits die Erfahrung gemacht, wie sehr sich ihre Gesundheit durch die vielen Nahrungsergänzungsmittel verbessert hat. Die haben eine positive Einstellung zu ihnen. Denen fällt es nicht schwer, die tägliche Handvoll zu schlucken, die machen's einfach. So wie ich auch. Einige zelebrieren sogar die tägliche Einnahme.

Gedanken ändern

Wie Sie über die Kapseln denken, obliegt Ihnen. Aber seien Sie sich dessen bewusst, dass Ihr Denken Ihr Handeln beeinflusst. Wenn Sie sich einerseits wünschen, diese Handvoll täglicher NEM zu schlucken, aber dieses Handeln einigen Ihrer Gedanken und Gefühle widerspricht, dann wird das Pillenschlucken zum Kampf. Wenn es Ihnen schwerfällt, Nahrungsergänzungsmittel einzunehmen, sollten Sie sich als Erstes Ihre Gedanken zu ihnen bewusst machen. Falls Sie negativ über die vielen Pillen denken, dann stellen Sie diese Gedanken infrage. Können Sie mit absoluter Sicherheit sagen, dass Ihre Annahmen wahr sind? Wenn nicht, dann programmieren Sie sich um und konzentrieren Sie sich auf die positiven Gedanken, die Sie in Bezug auf die Nahrungsergänzungsmittel bestimmt ebenso haben.

TIPP **73**

Stress ist nur ein Gedanke

Gefühle entstehen aufgrund von Gedanken und nicht aufgrund äußerer Situationen. Die meisten Menschen sind sich ihrer Gedanken aber nicht bewusst. Sie bekommen nur mit, dass sie gestresst sind oder ärgerlich oder vielleicht verliebt. Da sie sich ihrer Gedanken, die zu den Gefühlen führen, nicht bewusst sind, denken sie, es sind die äußeren Umstände, die sie stressen, ärgerlich machen oder vielleicht das Verliebtsein schenken.

Wie Stress entsteht

Stress entsteht, wenn Sie denken, dass der Berg an Aufgaben zu groß ist, dass Sie zu wenig Zeit oder zu wenig Geld haben oder dass Ihnen andere Ressourcen fehlen. Stress kann auch entstehen, wenn Sie denken, dass Sie von Ihren Kollegen und Kolleginnen zu wenig Unterstützung erhalten oder wenn sich Ihre Gedanken darum drehen, dass die meisten Aufgaben des Familienlebens an Ihnen hängen bleiben.

Mini-Experiment: Wie Gedanken Gefühle formen

- Denken Sie eine Minute lang an einen Spaziergang durch einen Wald. Stellen Sie sich einen Timer, damit Sie in Gedanken ungestört durch den Wald wandern können. Falls sich Ihre Gedanken vom Wald entfernen, bringen Sie sie zurück in den Wald. Nachdem der Timer geklingelt hat, fragen Sie sich, wie Sie sich in der Zeit gefühlt haben.
- Nun stellen Sie sich wieder den Timer auf eine Minute. Dieses Mal denken Sie an den Berg von Aufgaben, die Sie zu erledigen haben. Denken Sie an den Termindruck oder rufen Sie sich Ihre finanziellen Sorgen oder Ihre Beziehungsprobleme ins Bewusstsein. Sollten auch hier Ihre Gedanken zu anderen Themen wandern, führen Sie sie zurück auf Ihren Berg unerledigter Aufgaben oder Ihre anderen Probleme. Nachdem der Timer geklingelt hat, fragen Sie sich, wie Sie sich gefühlt haben.

Ich gehe davon aus, dass Sie klar erkennen konnten, wie Ihre Gefühle von Ihren Gedanken abhängen. Ein guter Teil Ihres Stresses entsteht durch Ihre Gedanken und nicht durch die tatsächlichen Anforderungen. Daher können Sie Stress abbauen, wenn Sie lernen, anders zu denken.

Achtsamkeit gegen Stress

Achtsamkeitsübungen zielen genau hierauf ab. Man übt, Gedanken und Gefühle immer genauer mitzubekommen. Wenn man seine Gedanken wahrnimmt, kann man ihnen Einhalt gebieten. Dann kann man bewusst an etwas anderes denken und sich daraufhin gezielt anders fühlen. Doch bis man seine Gedanken bewusst lenken und dadurch bewusst Stress abbauen kann, braucht es Übung, viel Übung. Genauso wie Ausdauertraining für eine gute Kondition unumgänglich ist, ist Achtsamkeitstraining für die bewusste Steuerung von Gefühlen unumgänglich.

Natürlich wird man mit Achtsamkeitstraining nicht zum Superhelden und kann endlos arbeiten. Es gibt eine Grenze, da ist zu viel zu viel. Da brauchen Sie auch nicht mehr an Ihren Gedanken zu arbeiten, sondern dann sollten Sie Ihren Berg an Aufgaben betrachten und objektiv überlegen, wie viel Sie davon tatsächlich bewerkstelligen können. Für alle Aufgaben, die zu viel sind, sollten Sie Lösungen finden.

PRAXISTIPP !

Achtsamkeit trainieren

Nutzen Sie kurze Pausen während der Arbeit, Zeiten während des Autofahrens oder Laufens zum Achtsamkeitstraining. Fragen Sie sich zwischendurch immer wieder, was Sie gerade denken, und benennen Sie Ihre Gefühle. Auf Dauer werden Ihnen dadurch immer mehr Gedanken bewusst und Sie erkennen den Zusammenhang zwischen Ihren Gedanken und Ihren Gefühlen.

TIPP 74

Zauberkraft Eigenverantwortung

Immer wieder erlebe ich es, dass Patienten Schuldige für ihre Erkrankungen suchen. Manchmal sind es die Ehepartner, die sich nicht so verhalten haben, wie der Patient es möchte, was dann als Auslöser für die Rückenschmerzen betrachtet wird. Andere geben Ärzten, die sie zuvor behandelt haben, die Schuld oder der Pharmaindustrie. Wieder andere beschuldigen die Lebensmittelindustrie für ihr Übergewicht. Wer jedoch anderen oder den Umständen die Schuld für die eigenen gesundheitlichen Probleme gibt, macht sich kraft- und hilflos, denn Umstände oder Mitmenschen kann man selten ändern.

Mit sich im Frieden sein

Bei anderen Patienten erlebe ich das Gegenteil, sie machen sich große Selbstvorwürfe. Sie erkennen, wie ihr Verhalten zu der Erkrankung geführt hat. Selbstvorwürfe haben nichts mit Eigenverantwortung zu tun. Selbstvorwürfe bringen nichts, denn Sie können die Vergangenheit nicht ändern. Viel besser ist es daher zu akzeptieren, was ist, und eigenverantwortlich nach vorn zu schauen, darauf, was Sie ändern können.

Positiver Zugzwang

Wenn Sie Verantwortung übernehmen, sind Sie im Zugzwang, wenn es Ihnen nicht gut geht. Dann sollten Sie überlegen, woran es liegen könnte: Fehlen immer noch Nährstoffe? Wie sieht es mit ausreichendem Schlaf aus? Kann ich immer noch nicht den leeren Kohlenhydraten entsagen? Treibe ich ausreichend Sport? Meditiere ich richtig und vor allem häufig genug? Wenn Sie eine Idee davon haben, was Ihnen noch fehlt oder was noch nicht stimmt, dann nehmen Sie es in Angriff. Geht es Ihnen daraufhin gesundheitlich besser? Wenn nicht, suchen Sie auf ein Neues nach dem Grund. So lange, bis Sie Ihr gesundheitliches Ziel erreicht haben.

Sie wissen

Nach der Lektüre dieses Buches wissen Sie, was Sie zu tun haben. Sie können sich nicht mehr selbst belügen. Wenn Sie konsequent danach handeln, werden Sie gesundheitliche Besserungen bis hin zu Wunderheilungen erleben. Versprochen! Ich kann das garantieren, weil ich es täglich in meiner Praxis erlebe. Wenn sich die ersten Erfolge einstellen, wird Ihre Motivation wachsen, denn Sie merken, es gibt einen Weg, der funktioniert. Einen Weg, den Sie selbst gewählt haben und für den Sie allein verantwortlich sind. Ich bin der Meinung, es ist sogar Ihre Pflicht, sich eigenverantwortlich um Ihre Gesundheit zu kümmern, denn Sie gehören jetzt zu den Wissenden. Wenn Sie sich um Ihre Gesundheit kümmern, tragen Sie zu der Veränderung unseres fehlgesteuerten Gesundheitssystems bei. Denn Sie werden keine oder kaum noch Medikamente brauchen und Sie werden, vielleicht mit einigen ganz wenigen Ausnahmen, auch nicht mehr zum Arzt gehen müssen. Sie werden zum Vorbild und zur Quelle der Inspiration für viele andere und helfen somit, und zwar effektiv und ohne Nebenwirkungen.

PRAXISTIPP

Einstellung verändern

- Ändern Sie bei chronischen Erkrankungen Ihre Einstellung zu Medikamenten und Operationen.

Medikamente oder Operation setzen bei chronischen Erkrankungen dem Leid kein Ende. Falls Sie das nicht glauben, dann erkundigen Sie sich bei Freunden, Bekannten, in der Familie oder bei Arbeitskollegen. Wie ist es denen ergangen, die an Rheuma, Gicht, Arthrose oder anderen Gelenkproblemen, an Osteoporose oder Rückenschmerzen erkrankten? Wurden sie durch Medikamente oder Operationen komplett geheilt? Meine Erfahrung sagt: Nein. Besser ist es jedoch, wenn Sie sich Ihr eigenes Bild machen.

TIPP 75

Schmerz lindern mit Selbsthypnose

Selbsthypnose ist kein außergewöhnlicher Zustand, sondern Teil des normalen Erlebens. Nur leider oft mit den falschen Inhalten. Wenn beispielsweise die Knie schmerzen, drehen sich die Gedanken um den Schmerz und vielleicht darum, nie wieder laufen oder spazieren gehen zu können. Viele Menschen wehren sich zudem innerlich gegen die Schmerzen und wollen sie einfach nur weghaben. Das ist negative Selbsthypnose. Bei der positiven Selbsthypnose gehen Sie in Kontakt mit Ihren Schmerzen, lassen Bilder entstehen und schulen Ihre Körperwahrnehmung.

Mit Selbsthypnose schwere Krankheiten überwinden

Viele der heute angewandten Hypnosetechniken, auch die der Selbsthypnose, gründen auf der Arbeit von Milton H. Erickson. Er vermittelte, was er sich selbst erarbeitet hatte. Der US-Amerikaner erkrankte 1919, kurz nachdem er die Schule abgeschlossen hatte, an Kinderlähmung. Aus dem Krankenhaus zurück, saß er bewegungsunfähig in einem Schaukelstuhl zu Hause. Er begann, sich vorzustellen, wie seine gelähmten Muskeln wieder funktionieren würden. Nach einem Jahr konnte er an Krücken gehen. Die Ärzte rieten ihm, sich weiter auszuruhen, er begab sich stattdessen auf eine Kanufahrt entlang des Mississippis. Nach 2000 Kilometern Paddeln war sein Körper beachtlich gestärkt und zwei Jahre später konnte er ohne Krücken gehen.

Hypnotisiert erhöht sich die Kraft der Suggestionen

Einige Klienten, die von einem Hypnosetherapeuten das erste Mal in Hypnose versetzt werden, glauben nicht daran, dass es wirklich Hypnose war, da die Bewusstseinsveränderung kein total neues, einzigartiges Gefühl ist. Und trotzdem reagiert man währenddessen viel stärker auf Suggestionen, auch ist der innere Kritiker nicht so lautstark wie sonst.

Außerdem erhöht sich die Konzentration. In diesem Zustand konzentrierter Wachheit scheint es möglich, Suggestionen direkt an das Unterbewusstsein zu richten. Die Suggestionen führen unter anderem dazu, dass Erlebnisse anders wahrgenommen werden. Doch brauchen Sie dazu keinen Hypnosetherapeuten, das können Sie auch selbst.

Nicht jeder Schmerz ist schlecht

Wenn Sie Ihre Schmerzen mit Selbsthypnose lindern wollen, ist es zunächst wichtig, die Art des Schmerzes zu kennen. Schmerzen sind normalerweise ein Alarm. Etwas stimmt hier nicht. Das ist erst einmal etwas Gutes. Leider bleiben einige Schmerzen, selbst wenn das ursprüngliche Problem, wie beispielsweise eine entzündete Sehne, nicht mehr besteht. Das sind dann unnötige Schmerzen. Diese Schmerzen können Sie mit Selbsthypnose lindern oder ganz abschalten. Auch können Sie Schmerzen, die aufgrund körperlicher Probleme bestehen, lindern sowie einen anderen Umgang mit ihnen finden.

Mit Selbsthypnose können Sie entweder mit Ihrem Schmerz in Verbindung treten oder sich von ihm ablenken oder eine Mischung aus beidem.

Einfache Selbsthypnose: Den Schmerz verändern

- Nehmen Sie zunächst eine entspannte Körperhaltung ein, legen Sie sich dazu hin oder sitzen Sie gemütlich in einem Sessel oder auf dem Sofa. Legen Sie Ihre Beine hoch. Atmen Sie mehrmals tief ein und aus.
- Seien Sie ganz ehrlich zu sich und fragen Sie sich, warum Sie die Schmerzen verspüren. Fragen Sie sich, warum Sie eventuell an den Schmerzen festhalten. Lassen Sie sich von den inneren Antworten, die in Ihren Gedanken auftauchen werden, überraschen. Bewerten Sie diese nicht als falsch oder merkwürdig, sondern nehmen Sie sie einfach nur wahr.
- Stellen Sie sich den Schmerz bildhaft vor. Vielleicht hat er eine bestimmte Farbe, vielleicht entstehen in Ihnen Assoziationen, dass der Schmerz wie ein brodelnder Vulkan aussieht. Konzentrieren Sie sich auf das Bild. Wie sieht Ihr Schmerz aus?

- Atmen Sie gleichmäßig, langsam tief ein und aus. Konzentrieren Sie sich auf Ihren Schmerz und auf Ihr Bild.
- Stellen Sie sich vor, wie sich der Schmerz mit jedem Ausatmen ein kleines Stückchen verändert oder nachlässt.

Ihre Schmerzen werden sich verändern. Das ist der entscheidende Punkt, denn dann haben Sie erfahren, dass Sie Ihre Schmerzen beherrschen können. Mit weiterer Übung und eigenen Experimenten werden Sie größere Veränderungen erleben.

Aufmerksamkeit und Schmerzen

Neben der Konzentration können Sie sich auch von Ihrem Schmerz ablenken. Haben Sie schon einmal starke Kopfschmerzen gehabt und sich dann den Zeh gestoßen? Für einige Momente fühlen Sie nur die Schmerzen im Zeh, weil dort Ihre ganze Aufmerksamkeit liegt. Genau das können Sie auch nutzen, um unnötige Schmerzen loszuwerden oder chronische Schmerzen zu lindern.

Einfache Selbsthypnose: Fokus verändern

Wenn Sie Schmerzen verspüren, konzentrieren Sie sich auf etwas anderes. Sie können Ihre Aufmerksamkeit auf Ihren Atem oder die Umgebung richten. Sobald Sie wieder an die Schmerzen denken und sie fühlen, führen Sie Ihre Gedanken wieder von den Schmerzen weg, hin zu etwas Positivem. Das braucht etwas Übung, aber es funktioniert!

Sie können auch beide Techniken miteinander kombinieren. Am Abend treten Sie mit Ihren Schmerzen in Kontakt, lassen Bilder entstehen und verändern sie. Wenn Sie am Morgen mit etwas anderen Schmerzen wieder aufstehen, konzentrieren Sie sich auf Ihre Tätigkeiten.

Hypnose und Selbsthypnose ist ein großes und spannendes Feld. Es gibt einige gute Literatur dazu, wie beispielsweise das Buch *Selbsthypnose – Ein Handbuch zur Selbsttherapie* von Brain M. Alman und Peter T. Lambrou, erschienen im Carl-Auer-Verlag.

TIPP 76

Das volle Programm

No Carb, Blut untersuchen lassen, Nährstofflücken füllen, laufen gehen, Stretching, Kraftübungen, dazu noch meditieren und Selbsthypnose, das ist sehr viel. Wirkliche Gesundheit werden Sie erleben, wenn Sie das alles umsetzen. Doch dann erscheint es nicht als Last, sondern als Bereicherung.

Mit dem Wichtigsten beginnen

Die meisten von Ihnen werden nicht alle für sie relevanten Tipps innerhalb weniger Wochen umsetzen können. Denn es kostet Zeit und Aufmerksamkeit und schließlich muss sich auch noch um die Familie gekümmert werden, es muss Geld verdient werden und vieles mehr. Suchen Sie sich daher die Bereiche aus, die Ihnen am wichtigsten erscheinen, von denen Sie sich in kurzer Zeit die meisten Veränderungen erhoffen.

Normalgewicht ist Grundvoraussetzung

Wer übergewichtig ist, muss jedoch Normalgewicht erreichen. Da führt kein Weg dran vorbei, wenn man gesund sein möchte. Wer übergewichtig ist und sich Gesundheit nur von ein paar Nahrungsergänzungsmitteln sowie etwas Nordic Walking erhofft, wird enttäuscht. Die erhoffte Gesundheit bleibt aus, weil das Programm Ernährung – Bewegung – Denken nicht komplett umgesetzt wird.

Sport gehört dazu

Wirklich fit werden Sie sich erst fühlen, wenn Sie Ausdauersport treiben. Das angenehme Gefühl im Körper rundet sich ab, wenn Sie zudem Krafttraining absolvieren und sich regelmäßig dehnen. Mir ist bislang kein anderer Weg bekannt, um dieses wertvolle Körpergefühl zu erreichen. Aber es lohnt sich. Denn das gute körperliche Gefühl überträgt sich auf die Psyche. Sie werden vor Energie und Tatendrang nur so sprudeln.

Auch Denken will trainiert werden

Solange Sie sich nicht selbst mögen, wie Sie sind, und nicht selbst wertschätzen, bleibt das Leben anstrengend. Auch macht es große Unterschiede, wie Sie über Ihre Aufgaben, über Ihre Freunde und Ihre Familie oder Ihre Schmerzen denken. All das ist Gewohnheit und die können Sie ändern, zum Besseren!

Das volle Programm

Das volle Programm macht Sie zu einem gesunden und glücklichen Menschen. Es liegt an Ihnen, wie und wann Sie die verschiedenen Bereiche in Ihr Leben integrieren. Die ersten Schritte der Veränderung brauchen die meiste Aufmerksamkeit, danach wird es immer leichter und wird Ihnen immer mehr Freude bereiten.

TIPP 77

Unmögliche Ziele erreichen

Unheilbar krank und trotzdem gesund werden, von extrem übergewichtig zum Marathonläufer, vom schlecht bezahlten Angestellten zum erfolgreichen Unternehmer, all das ist möglich. Meine Patienten berichten mir täglich von diesen Erfolgen. Sie können das genauso!

Woran Sie glauben

Wenn Ihnen Ihr Arzt sagt, dass Sie von nun an Rheuma erleiden werden, dass Sie Ihr Leben lang Schmerzen ertragen müssen oder dass Ihre Knochensubstanz unweigerlich weiter abnehmen wird, glauben Sie ihm nicht! Die Ärzte berichten zwar aus ihrer täglichen Erfahrung, keine Frage. Aber die sieht anders aus als das, was Sie machen werden. Sie berichten von Patienten, die weiterhin Kohlenhydrate essen und Alkohol trinken, die Gemüse nur als Verzierung kennen oder um tierische Lebensmittel einen großen Bogen machen. Sie berichten von den Patienten, denen sie Medikamente verschreiben. Wobei sie ganz genau wissen, dass Heilung mit Medikamenten nicht möglich ist, Medikamente können bei chronischen Erkrankungen lediglich Symptome verändern.

Sie werden einen anderen Weg gehen

Sie werden leere Kohlenhydrate streichen, Sie werden sich Berge frischen Gemüses zubereiten, Sie werden auf die Suche nach gutem Biofleisch, Fisch und Wild gehen und fündig werden. Wenn Sie bislang nicht kochen konnten, werden Sie das lernen. Sie werden sich täglich die Zeit nehmen, um gesunde Mahlzeiten zuzubereiten, weil Sie jetzt wissen, dass das einer der wichtigsten Punkte für Ihre Heilung ist.

Sie werden zum Experten

Sie werden sich eigenverantwortlich ein Labor suchen und dort selbstbewusst eine Liste mit den Parametern vorlegen, die Sie untersuchen lassen möchten. Wenn Sie die Ergebnisse haben, werden Sie anhand dessen, was Sie hier im Buch gelernt haben, und anhand weiterer eigener Recherchen herausfinden, welche Nahrungsergänzungsmittel Ihnen helfen. Nach sechs Monaten oder einem Jahr lassen Sie nachmessen und verändern entsprechend den Ergebnissen Ihren Einnahmeplan.

Sie werden zum Sportler

Sie werden laufen, und Sie werden Kraftübungen absolvieren, Sie werden sich täglich dehnen, und das alles mit Freude, denn Sie merken, was das für eine Wohltat ist.

Sie werden anders denken

Und dann werden Sie anfangen, anders zu denken. Dann sind Sie nicht nur gesund, sondern zudem glücklich und erfolgreich. So viele meiner Patienten haben das geschafft. Sie alle haben die Verantwortung für ihre Gesundheit und ihre Lebensfreude selbst übernommen und haben es geschafft. Wenn es so viele meiner Patienten in den letzten 25 Jahren geschafft haben, dann können auch Sie Ziele erreichen, die Ihnen zuvor als unerreichbar vorkamen. Sie können es, beginnen Sie jetzt!

Quellen

So geht Gesundheit

1. Johnson RJ, Segal MS, Sautin Y, et al. Potential role of sugar (fructose) in the epidemic of hypertension, obesity and the metabolic syndrome, diabetes, kidney disease, and cardiovascular disease. *Am J Clin Nutr.* 2007;86(4):899-906.

Heilung ist immer möglich

2. Rizzoli R, Biver E, Bonjour JP, et al. Benefits and safety of dietary protein for bone health – an expert consensus paper endorsed by the European Society for Clinical and Economical Aspects of Osteoporosis, Osteoarthritis, and Musculoskeletal Diseases and by the International Osteoporosis Foundation. *Osteoporos Int.* 2018;29(9):1933-1948.
3. Osteoporosis Canada. Protein. Unter https://osteoporosis.ca/bone-health-osteoporosis/nutrition/protein/. Letzter Zugriff am 21.03.2021.
4. Choi HK, Willett W, Curhan G. Fructose-rich beverages and risk of gout in women. *JAMA.* 2010;304(20):2270-2278.
5. McAdams-DeMarco MA, Maynard JW, Coresh J, Baer AN. Anemia and the onset of gout in a population-based cohort of adults: Atherosclerosis Risk in Communities study. *Arthritis Res Ther.* 2012;14(4):R193.
6. Choi HK, Gao X, Curhan G. Vitamin C intake and the risk of gout in men: a prospective study. *Arch Intern Med.* 2009;169(5):502-507.
7. Zhang M, Zhang Y, Terkeltaub R, Chen C, Neogi T. Effect of Dietary and Supplemental Omega-3 Polyunsaturated Fatty Acids on Risk of Recurrent Gout Flares. *Arthritis Rheumatol.* 2019;71(9):1580-1586.
8. Sato T, Inaba N, Yamashita T. MK-7 and Its Effects on Bone Quality and Strength. *Nutrients.* 2020;12(4):965.
9. Examine.com. Vitamin K. Unter https://examine.com/supplements/vitamin-k/. Letzter Zugriff am 21.03.2021.
10. Murrell GA. Using nitric oxide to treat tendinopathy. *Br J Sports Med.* 2007;41(4):227-231.
11. Englund M, Guermazi A, Gale D, Hunter DJ, Aliabadi P, Clancy M, Felson DT. Incidental meniscal findings on knee MRI in middle-aged and elderly persons. *N Engl J Med.* 2008;359(11):1108-15.
12. Sihvonen R, Paavola M, Malmivaara A, Itälä A, Joukainen A, Nurmi H, Kalske J, Ikonen A, Järvelä T, Järvinen TAH, Kanto K, Karhunen J, Knifsund J, Kröger H, Kääriäinen T, Lehtinen J, Nyrhinen J, Paloneva J, Päiväniemi O, Raivio M, Sahlman J, Sarvilinna R, Tukiainen S, Välimäki VV, Äärimaa V, Toivonen P, Järvinen TLN; FIDELITY (Finnish Degenerative Meniscal Lesion Study) Investigators. Arthroscopic partial meniscectomy versus placebo surgery for a degenerative meniscus tear: a 2-year follow-up of the randomised controlled trial. *Ann Rheum Dis.* 2018;77(2):188-195.
13. Fujita R, Matsui Y, Harada A, Takemura M, Kondo I, Nemoto T, Ota S. Relationship between muscle strength and knee pain in knee osteoarthritis patients. *Osteoarthritis and Cartilage,* 2014; 22:S415.
14. Ford GM, Hegmann KT, White GL Jr, Holmes EB. Associations of body mass index with meniscal tears. *Am J Prev Med.* 2005;28(4):364-8.

15. Liebscher-Bracht R, Bracht P. *Ischias und ISG Schmerzen selbst behandeln.* München: Gräfe und Unzer Verlag; 2019. S. 16f.
16. Muraki S, Akune T, Teraguchi M, Kagotani R, Asai Y, Yoshida M, Tokimura F, Tanaka S, Oka H, Kawaguchi H, Nakamura K, Yoshimura N. Quadriceps muscle strength, radiographic knee osteoarthritis and knee pain: the ROAD study. *BMC Musculoskelet Disord.* 2015;16:305.
17. Peterson NE, Osterloh KD, Graff MN. Exercises for Older Adults With Knee and Hip Pain. *Journal for Nurse Practitioners.* 2019;15(4):263-267.
18. Zhang P, Lu Q. Genetic and epigenetic influences on the loss of tolerance in autoimmunity. *Cell Mol Immunol.* 2018;15(6):575-585.
19. Newnham RE. Essentiality of boron for healthy bones and joints. *Environ Health Perspect.* 1994;102 (Suppl 7).83-5.
20. Rashid T, Wilson C, Ebringer A. The link between ankylosing spondylitis, Crohn's disease, Klebsiella, and starch consumption. *Clin Dev Immunol.* 2013;2013:872632.
21. Ebringer A, Wilson C. The use of a low starch diet in the treatment of patients suffering from ankylosing spondylitis. *Clin Rheumatol.* 1996;15 Suppl 1:62-66.
22. Sundström B, Stålnacke K, Hagfors L, Johansson G. Supplementation of omega-3 fatty acids in patients with ankylosing spondylitis. *Scand J Rheumatol.* 2006;35(5):359-62.
23. Cordero MD, Díaz-Parrado E, Carrión AM, Alfonsi S, Sánchez-Alcazar JA, Bullón P, Battino M, de Miguel M. Is inflammation a mitochondrial dysfunction-dependent event in fibromyalgia? *Antioxid Redox Signal.* 2013;18(7):800-7.
24. Won HY, Park JB, Park EY, Riew KD. Effect of hyperglycemia on apoptosis of notochordal cells and intervertebral disc degeneration in diabetic rats. *J Neurosurg Spine.* 2009;11(6):741-8.

Nahrung für Knochen, Muskeln und Gelenke

25. Vormann J, Worlitschek M, Goedecke T, Silver B. Supplementation with alkaline minerals reduces symptoms in patients with chronic low back pain. *J Trace Elem Med Biol.* 2001;15(2-3):179-83.
26. Parr EB, Camera DM, Areta JL, et al. Alcohol ingestion impairs maximal post-exercise rates of myofibrillar protein synthesis following a single bout of concurrent training. *PLoS One.* 2014;9(2):e88384.
27. Sierksma A, Sarkola T, Eriksson CJ, van der Gaag MS, Grobbee DE, Hendriks HF. Effect of moderate alcohol consumption on plasma dehydroepiandrosterone sulfate, testosterone, and estradiol levels in middle-aged men and postmenopausal women: a diet-controlled intervention study. *Alcohol Clin Exp Res.* 2004;28(5):780-785.
28. Lorincz C, Manske SL, Zernicke R. Bone health: part 1, nutrition. *Sports Health.* 2009;1(3):253-260.
29. Adawi M, Damiani G, Bragazzi NL, Bridgewood C, Pacifico A, Conic RRZ, Morrone A, Malagoli P, Pigatto PDM, Amital H, McGonagle D, Watad A. The Impact of Intermittent Fasting (Ramadan Fasting) on Psoriatic Arthritis Disease Activity, Enthesitis, and Dactylitis: A Multicentre Study. *Nutrients.* 2019;11(3):601.
30. de Cabo R, Mattson MP. Effects of Intermittent Fasting on Health, Aging, and Disease. *N Engl J Med.* 2019;381(26):2541-2551.
31. Khare M, Mohanty C, Das BK, Jyoti A, Mukhopadhyay B, Mishra SP. Free radicals and antioxidant status in protein energy malnutrition. *Int J Pediatr.* 2014;2014:254396.

32. Behera J, Bala J, Nuru M, Tyagi SC, Tyagi N. Homocysteine as a Pathological Biomarker for Bone Disease. *J Cell Physiol.* 2017;232(10):2704-2709.
33. Maggio M, Artoni A, Lauretani F, Borghi L, Nouvenne A, Valenti G, Ceda GP. The impact of omega-3 fatty acids on osteoporosis. *Curr Pharm Des.* 2009;15(36):4157-64.
34. McGlory C, Calder PC, Nunes EA. The Influence of Omega-3 Fatty Acids on Skeletal Muscle Protein Turnover in Health, Disuse, and Disease. *Front Nutr.* 2019;6:144.
35. Rajaei E, Mowla K, Ghorbani A, Bahadoram S, Bahadoram M, Dargahi-Malamir M. The Effect of Omega-3 Fatty Acids in Patients With Active Rheumatoid Arthritis Receiving DMARDs Therapy: Double-Blind Randomized Controlled Trial. *Glob J Health Sci.* 2015;8(7):18-25.
36. Wong SK, Mohamad NV, Ibrahim N', Chin KY, Shuid AN, Ima-Nirwana S. The Molecular Mechanism of Vitamin E as a Bone-Protecting Agent: A Review on Current Evidence. *Int J Mol Sci.* 2019;20(6):1453.
37. Chin KY, Ima-Nirwana S. The Role of Vitamin E in Preventing and Treating Osteoarthritis – A Review of the Current Evidence. *Front Pharmacol.* 2018;9:946.
38. Labazi M, McNeil AK, Kurtz T, Lee TC, Pegg RB, Angeli JPF, Conrad M, McNeil PL. The antioxidant requirement for plasma membrane repair in skeletal muscle. *Free Radic Biol Med.* 2015;84:246-253.
39. Shimomura Y, Inaguma A, Watanabe S, Yamamoto Y, Muramatsu Y, Bajotto G, Sato J, Shimomura N, Kobayashi H, Mawatari K. Branched-chain amino acid supplementation before squat exercise and delayed-onset muscle soreness. *Int J Sport Nutr Exerc Metab.* 2010;20(3):236-44.
40. Jennings A, MacGregor A, Spector T, Cassidy A. Amino Acid Intakes Are Associated With Bone Mineral Density and Prevalence of Low Bone Mass in Women: Evidence From Discordant Monozygotic Twins. *J Bone Miner Res.* 2016;31(2):326-335.
41. dos Santos GC, Greggi Antunes LM, dos Santos AC, de Lourdes Pires Bianchi M. Coenzyme Q10 and its effects in the treatment of neurodegenerative diseases. *Brazilian Journal of Pharmaceutical Sciences*, 2009; 45(4), 607-618.
42. Antunes MM, Godoy G, de Almeida-Souza CB, et al. A high-carbohydrate diet induces greater inflammation than a high-fat diet in mouse skeletal muscle. *Braz J Med Biol Res.* 2020;53(3):e9039.
43. Tsoukalas D, Alegakis AK, Fragkiadaki P, Papakonstantinou E, Tsilimidos G, Geraci F, Sarandi E, Nikitovic D, Spandidos DA, Tsatsakis A. Application of metabolomics part II: Focus on fatty acids and their metabolites in healthy adults. *Int J Mol Med.* 2019;43(1):233-242.
44. Thomas-Benhamou G, Rayssiguier Y, Cardot P, Gueux E, Trugnan G. Magnesium deprivation or short-term essential fatty acid deficiency in rats: effects on serum lipids, platelet fatty acid composition and arachidonic acid incorporation into platelet phospholipids. *Magnes Res.* 1988;1(1-2):39-44.
45. Rodondi A, Ammann P, Ghilardi-Beuret S, Rizzoli R. Zinc increases the effects of essential amino acids – whey protein supplements in frail elderly. *J Nutr Health Aging.* 2009;13(6):491-7.
46. Mikkelsen UR, Dideriksen K, Andersen MB, Boesen A, Malmgaard-Clausen NM, Sørensen IJ, Schjerling P, Kjær M, Holm L. Preserved skeletal muscle protein anabolic response to acute exercise and protein intake in well-treated rheumatoid arthritis patients. *Arthritis Res Ther.* 2015;17:271.
47. Moini Zanjani T, Ameli H, Labibi F, Sedaghat K, Sabetkasaei M. The Attenua-

tion of Pain Behavior and Serum COX-2 Concentration by Curcumin in a Rat Model of Neuropathic Pain. *Korean J Pain.* 2014;27(3):246-252. doi:10.3344/kjp.2014.27.3.246
48. Daily JW, Yang M, Park S. Efficacy of Turmeric Extracts and Curcumin for Alleviating the Symptoms of Joint Arthritis: A Systematic Review and Meta-Analysis of Randomized Clinical Trials. *J Med Food.* 2016;19(8):717-729. doi:10.1089/jmf.2016.3705
49. Wang Z, Jones G, Winzenberg T, Cai G, Laslett LL, Aitken D, Hopper I, Singh A, Jones R, Fripp J, Ding C, Antony B. Effectiveness of *Curcuma longa* Extract for the Treatment of Symptoms and Effusion – Synovitis of Knee Osteoarthritis: A Randomized Trial. *Ann Intern Med.* 2020 Dec 1;173(11):861-869.
50. Leung WC, Hessel S, Méplan C, Flint J, Oberhauser V, Tourniaire F, Hesketh JE, von Lintig J, Lietz G. Two common single nucleotide polymorphisms in the gene encoding beta-carotene 15,15'-monoxygenase alter beta-carotene metabolism in female volunteers. *FASEB J.* 2009;23(4):1041-53.

Bewegung ist Medizin

51. Simoes HG, Sousa CV, Dos Santos Rosa T, et al. Longer Telomere Length in Elite Master Sprinters: Relationship to Performance and Body Composition. *Int J Sports Med.* 2017;38(14):1111-1116.
52. Clausen JSR, Marott JL, Holtermann A, Gyntelberg F, Jensen MT. Midlife Cardiorespiratory Fitness and the Long-Term Risk of Mortality: 46 Years of Follow-Up. J *Am Coll Cardiol.* 2018;72(9):987-995.
53. Nair S, Sagar M, Sollers J 3rd, Consedine N, Broadbent E. Do slumped and upright postures affect stress responses? A randomized trial. *Health Psychol.* 2015;34(6):632-41.
54. Lauche R, Materdey S, Cramer H, Haller H, Stange R, Dobos G, Rampp T. Effectiveness of home-based cupping massage compared to progressive muscle relaxation in patients with chronic neck pain – a randomized controlled trial. *PLoS One.* 2013;8(6):e65378.
55. Baird CL, Sands L. A pilot study of the effectiveness of guided imagery with progressive muscle relaxation to reduce chronic pain and mobility difficulties of osteoarthritis. *Pain Manag Nurs.* 2004;5(3):97-104.
56. Belavý DL, Quittner MJ, Ridgers N, Ling Y, Connell D, Rantalainen T. Running exercise strengthens the intervertebral disc. *Sci Rep.* 2017;7:45975.
57. Kulmala JP, Avela J, Pasanen K, Parkkari J. Forefoot strikers exhibit lower running-induced knee loading than rearfoot strikers. *Med Sci Sports Exerc.* 2013;45(12):2306-13.
58. Twohig-Bennett C, Jones A. The health benefits of the great outdoors: A systematic review and meta-analysis of greenspace exposure and health outcomes. *Environ Res.* 2018;166:628-637.
59. Van Proeyen K, Szlufcik K, Nielens H, Ramaekers M, Hespel P. Beneficial metabolic adaptations due to endurance exercise training in the fasted state. *J Appl Physiol (1985).* 2011;110(1):236-45.

Gesund denken – gesund handeln

60. Harvard Health Publishing. Why behavior change is hard – and why you should keep trying. 2012. Unter: https://www.health.harvard.edu/mind-and-mood/why-behavior-change-is-hard-and-why-you-should-keep-trying. Letzter Zugriff am 21.03.2021.

Register